文成天縱

李鴻濤　主編

中醫古籍稀見稿抄本輯刊

ZHONGYI GUJI XIJIAN GAO-CHAOBEN JIKAN

57

廣西師範大學出版社
GUANGXI NORMAL UNIVERSITY PRESS
·桂林·

第五十七册目録

婺源余先生醫案一卷

〔清〕余國佩編著
清劉祉純抄本

婺源余先生醫案一卷

本書爲中醫醫案專著。余國佩，字振行，國學生，清代婺源沱川人。據光緒《婺源縣志·人物·義行》記載，余氏性沉静，接人温恭，中年弃儒就醫，由《周易參同契》悟岐黄三昧，名噪一時。自製余氏普濟丸、辟痧丹、倉公散等藥，用之頗效。著有《痘疹辨證》二卷、《燥濕論》一卷、《醫案類編》四卷、《吴余合參》四卷、《金石醫原》四卷。本書載内、外、兒、婦等各科病證六十七種，疑難危重者占多數，每病載醫案一則或兩則。本書特點爲分證精詳，病機上突出燥證。其中涉及燥證病案十則，爲余氏學術上一大特色。

自序

古人立醫案者以詳誌病用藥之變通大抵病有初中末之不同用藥亦則宜隨時應變或由濕化熱以致耗液而又化燥又極又從化風此令時之時邪最易四處往之燥極生風而成大人之痙厥即是也究之驚風此種發議最多又間有寒初化熱久病久偏熱空兩傷而又化燥虛寒此亦恒見之更有燥症得潤之初又從化濕此如痢疾滯症疾癰瘧瘡發濕痹拘攣雖小切勿又作濕論如前各症種種之變態不一者惟時制宜於古人存案以示變通之意乎述家傳醫理之論傳家不無頗足異於古使醫家病

當從來未見未聞，誠慮瞽視置之。故擇近年共見共聞某姓某名醫，不願埋沒者一二以為式。要而論燥病之潤，潤燥之論，前人未發之說，實我子之妝奇，竊謂此理而又實亦其事於不已也。筆之於策，以備將來高深之一助云。

咸豐之年孟三月姪源余國佩書於金陵官舍之禮畊堂

余氏醫案録存

是編婺源余氏著編中敘證處處屬條也頗足以入理深談嘗用方藥亦多出本草所未及者夫條治例於臣吕滄洲氏以通治其流要未能如是編之詳盡雖其千分一例不無之偏然則讀近今之醫之言自不免有過當之患又可疑證治亦作是觀大醫救弊即不無流弊業醫者讀書當會其通擇其可從者從之可耳 杜紀劉氏漫筆

燥症

周

老季寒熱身痛肌、膚、痛極手不可近胸滿氣逆咳、引胸脇作痛口乾不多飲、水即吐煩躁不寧脈濇數不和此係外燥為病肺氣一經邪擾其氣機內外抑閉清肅不行併勢而上逆為咳為嗽引胸為痛皮毛是肺之合燥則燥痛凡痛極不可按此皆係燥病前人所未發明治宜辛涼清潤

生石膏　杏仁　蘿白　知母　蘆根

南沙參　細辛　桑皮　蒡子　梨皮

一服遂輕再進出汗而愈自甲申年以來常多此症人皆誤認為濕時邪一經羌防發汗往、口噤不能而死此種燥症又極似

傷寒因身性寒非是素禀秘極實證其此是陽分熱勢最易化
燥一經凉金之品汗斂此即燥症似寒之象葉氏所謂實
實此如佐生地芍歸身麥冬玉竹之類梨汁蔗漿肉湯鴨汁借以
參用燥化治之以潤沛燥及汗後邪退陰不化也外感諸傷燥
濕濕之氣甚或兼寒兼暑治法燥勝濕以潤濕邪治以燥兼寒者
濕濕之兼也此濕之治外感之義也至陰虛知古人所稱濕損濕
毒瘴癘傷寒風濕濕濕甚風痹之名目殊之故人再目皆由來
結撰本尋源未參易經火就燥水流濕之理直入岐經名色合
自錯絡合醫理後學無從指歸鮮讀醫理自知捨末求本言

下之慎矣。此治病藥，仍依俗稱名目，以使人知。其實總不外燥濕二氣為病，不過化寒化熱之別者矣。內傷亦不外陰虛、陽虛、內燥、氣虛、血虛、內濕之理。門類之多，均不外歸陰陽虛實傳道，總不外一陰一陽也。

燥邪頸腫

金少先因燥邪括一不能解，前醫屢進清攻，遂致頸腫，晝夜譫語不休，脈實大，面色枯黃。陰虛燥火留絡上焦，反復不解，傳入心包，以致神昏志亂，癰不能降，故上腫。熱潮大劑救陰清燥

二

大熟地　北沙参　甘枸杞　青蒿　麦冬
茅根　龟板　鳖甲　玉竹

一帖服遵上法服後安痹頭旁腫堤外潰流膿數出始愈因誤食山查隱疵山查能發隱破氣也今時症秘結結用兩補日日頻投以圖荣疮速愈切勿忽略不救此因建中救偏偏未體究乃致流毒至今也仍用前法全瘳今年先於調補養陰飲食不節腹腫而痛小便澀滯有脉脉沉濇微數仍是中虛木鬱鬱去今溼熱乘虛侵襲當用苍术佐苦辛以斂因患圖痛疮為腎誤迷攻瀉益致腸大食少泻术余仍進案肝培土佐苦辛宣溼清熱

西黨參三　煨苓三　香附子三　鱉甲三
紫半夏三　桂枝一　川黃連三下（薑汁炒）　蘆根三
十餘劑脹滿掛食腹亦鈍而中滿症補中分消又佐柔肝清熱
方效腫脹之候須分別濕與燥，如癥瘕脈燥糙脹亦與腫脹
否痛或有堅硬此患脈象膨燥或為有宜積痰食壅滯者法未
鞠余往往用開闊若證效此亦由內傷燥病之宜論枯燥與濕之
者不但外感風濕即內傷亦由不少人所不察宜審所燥如何
病氣者細實濕為之病脈之沉濡此為濕病若有濕脈之象即濡
軟之象如挾濕宜溫運脾陽用藥宜開燥宜用細苦辛之味或

三

如湯之品，淡滲之類，但以揉用專攻，比佐清降，開中參潤，動濃
數方主意，以為開機宜用潤劑，急減之味，佐甘潤之品，或清降
之法，或佐辛通，潤劑兼開，溫家若能調攝，得溫之痛根，劑閑潤
通宜多服為利矣

霍亂轉痢

程

霍亂吐瀉，煩渴貴極，脈數右沉，今服辟痧丸之類，服香薷
湯加附（脈），隨即吐出，再令用牡參麥冬湯，服辟痧丸之類，通陽
吐止，繼之紅白下痢，日夜數十次，暑熱化燥，仍用清金解燥湯

治
北沙参　石膏　知母　桑皮　细辛
薤白　香附　桔梗　芦根
服一剂，痛痢稍减，再加麦冬、梨汁，去细辛，服一剂，痛痢并退，食
加石斛，杜麻气，再除石膏，加玉竹调理。今年多见霜红痧痢，不
外燥热为病，常作暑热、湿燥、暑湿，自而痢，致古谓夏月多痧底
果以收秋来腹痛下痢，又引内经滞下之名，积滞为患，攻下以
通因通用为例，乘用大黄、槟榔，体强尚旺，似俟得免，其深伤
人不堪闻。触其来尤多，鸦於痢，非识以合时脉，贵以冤，稍徑剥

劇即危蓋痢疾多發於秋以人經夏月過寒涼冷外此內液受
傷寒氣以脉直恐不善調攝加以陰虛秋來易感燥邪肺與大
腸相傳燥金同氣相求故易生之經脈之一身統節清肅失常
則不能輸布膀胱佈水精燥與火同性而其津液直注大腸則其
腸垢因下墜如是痛則腸膏從出少與氣相從而出
走大腸否又作肺燥雖出也氣因燥滯也燥直滲入則多血氣
紅則多白劑一次則泄耗一次素虛之體近此劑削太多危殆
再加噤口不食傷人尤速噤口者肺胃濁邪燥熱阻礙中宮腸
胃液枯不能容納奈何近時通套治法誤認食滯亂投檳榔枳、

蒼朮、山查等味，破氣消導，甚至大黃、連，攻其積，強傷胃家。苦味屬火，多進，火反中生；且苦本燥，燥而加燥，故不中竅，肺氣已為燥傷，再用破氣，豈非虛虛？所以檳榔、木香等味，從六腑燥熱。果脹滿，生冷飲食，久留腸胃，而為積滯，積與食交，蓄腸胃作痛，如是不止。蓋夏月之積滯不作痛，留至秋來而痛，痛之理且痢出之，始於脾也。是以胃腸受腸之滑，腸痛，味如腸燥火一動，則直瀉下行，行通則邪出，痛止，餘之復追，復痛，繼食也，胃氣漸虧，津液漸固，而復邪盛，攻伐食不勿，藥不食，令之無法，間有不死，亦因体强，食旺，而其自愈，歲以發葉之殺也。蓋瘧痢疾雖患，此非傳燥桃

液耗舉勢全滌潤體滑滑物皆能軟燥肉得厚味助液填塞最
難且取其潤滑流利既通而通用和之否則徒滋塞補今右
之藥前條所云喫不死的病須識者自理能食則精液不枯且
得厚味以潤燥卻和之去正邪故不死矣自然清金解燥潤腸
用滑利之品燥得濡則流之以滑佐以微苦以理腸微辛以潤其
純潤胃虛燥急宜辛以潤之何此說也石膏同功辛能合辛潤
清燥妙品烏底蘇子體滑鮮燥而流和氣機最神杏仁桔梗宣
和氣虛且皆體潤而不助燥杞棗枳殼木瓜山查破耗之劣
性沙參麥冬芦根枇液清燥一二劑後脈症已輕則竹葉石膏

細辛、澂加補液育陰，以龜膠、阿膠味鹹純粹柔火，補北方以潤南方，玉竹、麥冬、鮮斛、梨汁、蔗漿、柿餅、白蜜，潤燥滌痰，同稱妙劑。甘歸、熟地、肉蓯蓉、枸杞、柏子仁，溫潤以柔腸胃，實腸以救胃虛，如山藥、扁豆、茯苓、穀芽之類，性味甘淡之品，古人用治久痢，往往留邪為患，疫成休息，莫如潤補兩和，去實而不留餘寇。此痢症滯少，以固金和生化，非膠膩蒿澀和宜，和重耗精液。痛時有積塊拄之，更痛時人往往誤認積滯，不知腸燥物化，柔為剛之象，其痛必拳縮屈曲，非伸也，知柏燥物，寧可御燥邪。斂以陰石膏，細辛一二劑即愈，既進清燥活痛不止，必是腸燥

六

肉湯而稱神品枸杞之腸膏此潤陽和陰氣血以和且能開胃
進食余有嫂嫂患痢內外未止且痛極診視見其相貌難伸知
其營虛開胃宜藥去白朮加枸杞令其食肉湯因為言人但接
愈三日復診痛已減痛亦減瞭令急食肉湯是夜遂止是腸胃
液枯又非草木之力能滋必須食肉之精方能有濟且往屬矣
為水言色黑味鹹為腎之色大能濟液壯水滋枯潤燥原以此甘寒
潤燥故而之解枯焦仲景豬膚湯即是此意附此以概其餘

霍亂轉筋

李

按霍亂轉筋，脈沉細伏，唇青肢冷，捻深厥深，有亡陰將脫之勢，危篤之候，姑以救液，先服辟疫丸三錢，銀花麥冬湯化下，再用

北沙參　銀花　六一散　芥子　知母

肥玉竹　麥冬　姜木通　細辛　葦根

霍亂轉筋，俗稱麻腳瘟，辛巳年大災，傷人無算，近來此症不脫，人見其厥冷痛瀉嘔吐，脈沉或伏，皆認寒濕之象，投古法藿香正氣散不應，迨理中四逆等法立危，此皆未究何以熱深厥亦深之理，體厥則冷，脈厥則伏，大都由於濕熱化燥化風，陰液不充之體，或年老勞碌之輩，感觸內邪，迫其津液上吐下瀉，津液

七

陰傷陽枯，則偏而痛；筋失液養，故筋拘攣；肌肉奪液，故主時目陷，掏肉銷膚黑。陰虧極，肉削，陽氣隨附，遂致外脫而殆，未審陽極何陰之理，陰固陽難之言，仍扶寒(?)然，正氣之條然，多不亡時。若變或用理中回陽□氣，不知幾微之陰不耐剛熱之品，定是助火耗液，何能氣旺生陰？此燎原之勢，惟滋水清熱而安(?)。陣(?)素肺熱，禁投辛燥，余之肆病，丸只以石膏清熱，佐之參、知母，救液其餘，辛香竅逸，通絡以宣竅內閉，滌痰利下行，通瘀以宣上。痙極，其危以濟液之耗，樹此仍當大劑救陰保肺，甘兩陽上而用此法，不外金水兩救，惟育陰留陽法之痿救，曾治周御洪狀如。身冷脈伏，音啞形脫，腹痛。用前法吐以除協此。但腹痛脈厥不回。聲音不出。先當吐定咳嗽。腸胃大虛。腸燥牽急作痛。即亡陰化燥也。仍用甘雨法。先去龜鱉甲。加沙參鮮斛。除濕加用之。至五六日方全愈。今之霍亂症救法為第一良法也。

附甘雨湯方

生地八錢　龜版四錢　條參三錢　鱉甲四錢　麥冬三錢

知母二錢　枸杞三錢　玉竹三錢　梨汁　蔗漿

霍亂食滯

俞天育　因暑濕泄瀉，未慎口腹，飽食午飯，輒腹痛嘔吐，口渴發
成霍亂，擬与清暑法。
北沙參　桑皮　薤白　蔻子　細辛　知母
歸尾　半夏　荷葉　蘆根　六一散
服藥吐瀉如舊，伏邪極重，再去歸尾、半夏，加石膏、知母，以達陰
減後肢厥脈沉，手足筋攣，肝風竄背，小便全無，肺失清肅，木
無所制，故陰保肺，在息肝風之動，姑先用救液。
北沙參　生石膏　鮮斛　薤白　通草　蘆根
小生地　大麥冬　桑皮　芥子　蚌水　露水

脈弦煩渴遂減，肝風之定，心虛磨吞酸，中虛食滯，當與建中湯，甚
根燥心嘈頻飲，次早厥回，脈浮，嘔止，間時吐，復口乾，自說身痛，
津液初回，機關未得榮養，然濕熱經宜與兩治法。

北沙參　杏仁　半夏　神曲　防己　麦冬
薏仁　木通姜汁炒　滑石　茯苓　蘆根

脈平，神靜安臥，潤適，此症固之有病熟食始之，食滯中宮之界，
阻遏升降之機，以濕不得解也。治必專開和中，鎮導且建中安
胃，今養理濕，救之破耗，諸品屬王道也。常人之飲食忌隱暉
胃，錯如朱茹停滯，一之究邪外加，再隔加醫，邪正相混，勢難安

九

頻泄。中脘痞悶。少佐銷爍毒滯。此症未思納穀。夜思飲茶。胃氣有耗。用通補法調理全愈。

北沙参 蔻仁 扁豆皮 麥冬 金斛

建曲 荷葉 查肉 蘆根

霍亂多濕

俞式莊 是月夜半。忽然腹痛吐瀉。脈隱大。口乾思飲極湯。舌白

平素暑病多濕。宜用苦辛寒。

南沙参 半夏 雲苓 陳皮 砂仁 建曲

姜皮　滑石　茅根　通草　川連　白蔻 吳此二方抹切

今時霍亂皆用正氣散此症多濕勝天氣之蕆有閒陽不收喜挾飲挾食以濕治一順切食、收或津液有虧不特滋潤生津者流霍亂之症近來極多醫不以法傷生最速大者留心識不外燥濕二氣之化治法或先或後隨時制宜以應變無也

暑邪霍亂

吳 小兒霍亂肢厥頻頻汗不已轉筋腹痛小兒陰症尤多一經暑極症云陰虛易極陰液先宜經

生地　北沙参　苏子　麦冬　半夏　芦根

扁豆葉揭汁和匀　生石膏　細辛　通草　薤白

一剂吐止瀉減。仍腹痛。去通草半夏，加姜汁炒川連，四剂遂愈。

既而思穀知。

暑熱痙厥

戴小兒患病延經數十日。腹脹吐不止。惟渴飲不休。誤經銷導藥散。胃液耗極。

北沙参　麦冬。　鮮斛。　扁豆皮

重修　龜板　鹿膠

服淡吐止思穀矣以咒急上情之傳惟多郁悶便秘傳肺液故
一經究郁發熱盜汗陰液遂亡肺風發痙抽搐斜視音啞誠恐
自古論此證有急慢之別而陰虛者大多不外消痰祛風
去濕為法慢此謂是此證久病脾胃重用溫燥補劑而最忌一生
惜乎千古寧見昔人喻嘉言方論其幼之集閱亦多擯斥驚
風之說二公識甚已經惜未探究液虛化燥之治以咒陰液未
究然多傳液外國究郁均純乾液枝多痙風惟大劑育陰為主
或輔之究郁保延柔虛御陰液相果能亦從其治徹佑消擾矣

土

而但前散錯導前泄均當為珍不可混投此兒第三名前年患
痙厥抽搐日夜數十次一月餘不解余先用育陰息風藥佐進
穀芽開益胃益湯和人乳頻進前恙漸皆就痊甘柔清肺驅寒
救陰往往獲效

暑熱痧症

曹婦微寒壯熱頭痛煩渴手足均麻近日甚握多有麻証斃命也
因是舉家驚惶診脈數而無力舌胎黃膩症由暑邪深伏營虛
不能榮養而厥邪踞營間為麻甚也人事昏厥口噤不語者必

用林藥樵先生法刺十指兩眼灣青絡出血再刮背後兩太陽經絡吹倉公散即嚏再用春鶯清暑法此症未開松不用刮刺

南沙參　石膏　小生地　麥冬　知母

細辛　木通姜汁炒　桑皮　蘆根　梨肉

一服麻止熱微自述心之若去悶熱否塞也大凡初居驚之機關閉塞非刺法出血不能急救卻從宣泄倉公散辛香通絡松撥丙子辛丑年疹見此症余每用此法治之獲效甚速於此俗稱麻腳痧發之吐瀉後麻止覺輕痧藥丸服之亦能救急古人均以痧症名之或稱乖屬穢氣為痧時說穢氣也即燥火濕熱之

原書此處缺葉

邪或一時而無者人感之極乃損人最速古以病名之非天地間
當有一種雜氣也古人之七十二種之名未能據以定氣故使
後人難以按本尋源疑病症别有一種奇症或反斥病書世無
此症致使爭論皆由不明雜氣之源也所載霧露瘴氣即地之濕
熱非邪而又為痧氣隱匿處間有晨興外出閩樵炭之氣即是
痧氣與濕相混嶺南有毒蛇含桂花噴氣如桂人觸之皆死蛇
亦溫毒化痧之物渭北治之以清自愈居膏粱無毒氣之清牛
子毒皮蘚之潮劑共細辛雄黃之末薑湯散俱治病妙藥余
爲補出病證之原以釋病書之疑云

暑邪成瘧

俞歸間日病瘧，至神昏譫妄，喃喃不休，脉象弦數，脣赤，暑入心包，清營泄熱兼透絡。

北沙參　生地　六一散　木通　姜汁炒芦根

炙鱉甲　豆蔻　肥知母　半夏　梨汁

瘧必由暑濕而病入於募原，半表半裏，非少陽病也。今時用小柴胡湯此故不效。

病暑誤治墮胎

張南畊若主管姚公之壻。其夫人先是寒热。身疼頭痛。煩躁口乾。腹脹不食。前醫云是冒暑。用香薷飲兩劑。不但譫語不退。繼之胸痞。甚至腹脹更劇。疑是寒实作痞。服蔓母膏不應。再投瀉藥十餘粒。遂致汗出如雨。空下如崩。因墮胎脫、家人數息。時方深夜。余適以病留汪大使署中。張偕汪君壻陳子裕叩門告急。因見識殷殷之。程署寄耳門以逆。前署診脈如絲。奄奄一息。而已甚為可危。然見之難色。曰莫亦不可救藥矣。余曰病之危篤

不待僕言，即知九死一生之際矣。然症亦甚棘手，脈陰液已
呈告脫之勢，而病邪正處未衰，腹脹如鼓，邪實正虛，攻補兩礙，
故曰不治。惟賢諸君之命，以盡人事。今日此脈、病情病狀似覺
宜攻補兩進。奈此一綫微陰，補之尚虞不及，若稍佐銷脹清暑，
危可立至。昔仿丹溪法補完胃氣，猶恐其去邪；次產後古哲均以
補正為先，邪從末治。因用

北沙參　大生地　當歸　棗仁

龜板　麥冬　蘆根

是方滋以甘寒救液，棗仁斂神上，龜板鎮神下，俾得以熟睡。

又有

盜汗皆止，而寒極頭疼腹脹煩渴諸症一一如掃。欣悅異常，
喜不自勝，述及夜來情狀。曰：此症極易解釋，和易退，前藥併無治
邪之法，何故釋然之速，令人難解，理指迷津。余曰：暑邪兼燥也，
皆屬開機。昔日細讀古人用生脈散之五味子，酸後斂之，即以
闢治開。暑之兼燥也，最妙暑邪兼濕也，用消暑丸之醋製半夏
酸以斂其散，但多濕又屬開機，用半夏之辛通，茯苓之淡滲，直
以甘草和之，使偏者如和，各呈其妙。古人用之甚深，奈時人不
能識會耳。每見夏月暑極諸症，不辨燥濕之分，辛散香薷飲以
為通套之法，殊不知香薷夏月發汗之劑，厚朴辛溫，甚能劫液

傷陰爲之一非惟家所喜言聞空者疏耗之貴且感熱和傷陰
氣疏已虛胎元已虧且係木火飲之惟熱且用厚朴一錢五分
之多正爲病情相反兩投劫疏易不墮胎一墮傷空者亦又虛
肝失榮養撐爲脹且以蔓每難其空病藥辛熱耗陰散氣一
血兩敗幾不可危比鮮矣余以生地當歸壞其血沙參龜板養其
陰麥冬鹿膠救其液緩其急棗仁香附潤斂肝安神以鹿膠補其
中且棗仁之酸龜板之守均是調藥亦以生脈散之五味子言
固雖未載之醫書而實合一轍也意思微妙自然故得病愈此
再三稱善焉

又十五

暑濕化燥下痢損胎

許婦 痢下赤白。腹痛不食。嘔吐。苔极。脉伏數。是濕化燥。

生石膏 細辛 歸尾 姜皮 杏仁

北沙參 芥子 知母 薤白 莧杷

一服吐止食進。痢減。兩劑去細辛。加姜木通。再兩劑服。遂愈。先曾患濕痢腹痛。嘔吐發厥之患。經月不瘳。余用苦辛宣濕化痢即愈。但月事兩期未至。小腹有形。脉滑漫生。舌胎黄厚。邊青。有胎損未下之象。胎未多月。形小無礙。故腹痛均微。令其多

服香燥甚四脘不化下因畏藥中止今次痢後小腹脹痛加甚
食入則吐味淡脈少浮按肝脾兩傷吐痢耗之陰用柳木培土
以治條去濕存陰

西黨參　製半夏　茯苓　當歸　川連吳萸炒
陳皮　知母　金鈴子　葛根

三劑後諸恙均食非小腹仍滿不待經通痢下方真試痊又二劑
損脘化成痢齋堤味極與空水東下而痊

伏暑　婦人

吉

俞式莊孚闡 六月初六日 患暑濕 一身盡痛 熱渴飲汗 小腹作熱

脉象洪數 右手不和 淫淫怯寒 足按極冷 陽為邪遏 非寒也 先

為清解

生石膏 桑皮 防己 知母 南沙參 薤白

細辛 半夏 牛子 荷葉 葦根

初七日 去牛子 加姜 木通 臨晚乾嘔更甚 古謂時時乾嘔者胸

中有飲也 渴不能銷水 腸間漉漉有聲 濕熱尤勝 再進苦辛佐

淡滲

北沙參 半夏 赤苓 滑石 猪苓

通草　知母　川連姜汁炒　蘆根

初八日加橘紅　蔞四錢　初九日脈較靜　舌較淨　日間煩熱不解靜　夜寐

不設矣還須略佐養陰

北沙參　小生地　麥冬　鱉甲　姜皮　杏子

廣皮　生石膏　蚌水　葦根　梨汁

十一日往外舅内人胡品亨樓治少於培本肝風逆動十五日

來蘇自述投代下後上膈小便赤濇熱表則津之怯寒而愈之常

泛小腹作楚月經之傷已三月女子善病且郁已盤踞爲日直

注下焦直入營分極易爲虛贅日肝風痙厥而不勝初設凍補

卅六

兩投仿甘露飲法

鮮生地　鱉甲　茯苓　木通（姜汁炒）　歸尾　滑石

知母　川柏（姜汁炒）　寒水石　蚌水　蘆根　芹汁

十六日　自述服藥後熱即下降少時復燥脘間乾燥枯嘈令服泄煮豆腐皮湯一碗極覺潤澤至二鼓頃吐出痰飲碗許足見胃飲已久因液虛不能運化即多陰不化之氣吐後脘間之熱但下脘藥中少佐桂枝以相火均沸用潛降佐滲濕法

北沙參　扁豆皮　穭豆皮　茯苓　麥冬　蘆根

生鱉甲　生蘆根　鮮斛　玉竹　穭穀　蚌水

十七日育陰潛降熱勢稍減再加龜板膠懊煩大衰唇燥吐止
止可見陰虛陽浮已極自汗雖未止多飲即深深則吐遂極
來陰陰液未易驟復而脉頗斂不定氣皆形四象月事淋瀝
或行或止雖脉未見形忽陡不作晝然而罷之正氣方駛來散
驅逐仍用前法

北沙參　龜版膠　茯神　穀芽　知母　穭衣

扁豆皮　歸鬚　鮮斛　鱉甲　荷梗　蚌水

十八日昨日午後吐去宿痰稠飲數椀痰來頗能安寐今晨仍
覺津津惕寒身極倦倦之汗脉細而數舌苔前截微白有裂痕

十又

之勢。濕病後氣。治宜分利。

北沙參　雲苓　半夏　於朮　桑葉

知母　金斛　澤瀉　蘆根　蓮心

十九日。停藥以觀病之化機。竟轉見寒熱極。至二十日。極熱汗

收。邇微。惟胃脘悶多。頗渴未止。間進育陰。參苦辛宜溫。

北沙參　杭麥冬　滑石　元參　青皮　芥子

川連薑炒　川貝　蘆根　竹茹　伴水

二十一日。三日以來。早晨極解。瘧發頭汗。自述心胃作楚不能

名狀。細按多脈。津液已傷。按脈兩平。述自仍間下。宜內治之和。

故不易録脉仍細滑而數舌膩未化陽虛伏邪居然漸解之勢
惟内托一法和少陰以清爲妙
大生地　北沙參　麥冬　鱉甲　阿膠滑石拌炒　川貝
桑皮　穭豆　金斛　青蒿　蘆根
二十二日診近日痰來較早移時后減之象但經行淋瀝不爽小
腹墜之作痛血氣稍振蓄瘀不可不除邪與血結最難爲患用
生地當歸知母當歸湯服青麟丸三錢下黑色宿垢頗多小腹遂
暢營分瘀積藉此下解仍以培元佐之
鮮生地　北沙參　麥冬　桑皮　穭豆　丹皮

十八

木通（姜汁炒）　滑石　鳖甲　青蒿　芦根　梨汁

二十三日　昨暮去宜之后，肢冷多汗，心悸若失，邪去正虚之象。两仪汤加生姜大枣服之遂定，然邪气虽退，余热未能全去，乘除之法正为此虑。设手足肌肤作痒，有疹未透，余邪未能之，豪趍努透之。

北沙参　生石膏　知母　生牛子　防己　麦冬

荷花　川连（姜汁炒）　蒌皮　荷叶　芦汁　芦根

二十四日　昨日津津有汗，夜间热减，今晨汗后热退，自述胸腹气通，小便不爽，脉仍细数，而遍体痒痱，疹出而未透。

北沙参　玉竹　扁豆皮　桑皮　薤白　知母
鳖甲　茯苓　半夏　香瓜子　芦根（去节）　蔗汁

二十五日　胸腹热未清　口稍不甘　心若空虚　空之为阴伤液耗也　用托法间进

生地　熟地　天冬　麦冬　炙鳖甲　茯苓
当归　鲜斛　谷芽　龟胶　梨汁　蔗浆

二十六日　昨日服补托成方　病势甚而身热遂解　但肢冷怯寒　心中热刺作梗　和之正虚频热　间进归脾　使其血行之血引之归经

丸

高麗參　熟地　冬朮　炙草　茯神　當歸
遠志　綿芪　龜膠　桂元　姜　棗

二十七日　脉暮復熱，暮原餘穢，後病和胃，仍用清解營陰内托，爲陰伏者餘邪不可峻攻。
北沙參　生地　鮮斛　麥冬　青皮　知母
前仁　扁豆　苦子　蚌水　蘆根　梨汁

二十八日　熱雖未清，寒已兩日不發，陰虛多濕，仍法加姜。木直滑右微，遂以荸臍汁易梨汁，荸臍頗能清肝利濕，再止瘧，色紫象肝，生水中，故能去濕。

二十九日，温病之熱已微，自述心食似空，脈之細數未靜，以補

扶為要，和從未淨。

北沙參　大生地　石決明　麥冬　前仁　穀芽

木通姜汁炒　扁豆皮　阿膠蛤粉炒　梨汁　蘆根　蚌水

三十日，熱已解，心虛氣短，肉虛虛陷。

北沙參　大生地　硃麥冬　燈心　前仁　當歸

扁豆皮　石斛　龜膠　半夏　蘆根　梨汁

初二日，停藥。初三日，忽又前崩，從惡露不盡，色淡氣滯，營虛餘

濕下陷，損之漸補為要。

廿

北沙參　珠麥冬　玉竹　鮮斛　鱉甲　豆卷
扁豆皮　阿膠　通草　蔗汁　蘆根　蚌水

初四日脈自以來脈頗浮圓數象已退語言仍時清時冒虛陽上蒙清竅今卯又攻小腹作痛仍由肝氣不暢氣機使然此皆由情志作病非實邪也仍用清補

北沙參　大生地　珠麥冬　鮮斛　茯神　鱉甲
歸尾　穀芽　遠志　蓮心　鹿膠　梨汁
蚌水　蘆根

久臥床褥腿腳往往破傷生瘡雖由氣血瘀滯亦有濕熱釀成

用海浮散加石膏龜板末掺之即食氣復辛涼流通止痛生肌

石膏龜版清熱滲濕前用海浮散不應加石膏龜板即效海浮

散不能滲濕也

初七日自初四至初五六日均有汗身涼初六夜覺微熱自

已不覺神志清爽間時覺痛一陣喉即止喉間有痰黏滞卯去陰

傷又將化燥矣且與清燥

北沙參　玉竹　生地　天冬　麥冬　杏仁

阿膠　川貝　薤白　蔞子　龜膠　桑葉

黑芝麻　梨汁

廿

原書此處缺葉

兩日以來飲食大增口燥喉乾陰液不能上供再與清補

生地　北沙參　女貞子　麥冬　丹皮　黃柏

鱉甲　阿膠　苓子　鮮荷葉　梨汁

十一月廿日以來脈靜身涼者巴和盡大勢全愈若胃囊復

北沙參　玉竹　鮮斛　麥冬　鱉甲　桑葉

穀芽　丹皮　苓子　蘆根　梨汁　蔗漿

再擬丸方調理

大原地 砂仁末炒 生熟各半 四兩　桑葉 乳蒸 三兩　苓子 生研 四兩　鱉甲 炙 三兩　蘆根 八兩

梨肉 熬汁　北沙參 炒 四兩　麥冬 酒炒 三兩　苡仁 四兩　阿膠 化 三兩

再加入淮參二分，葉燥搗膏和蜜為丸，每晨開水下。伏暑之症，
往往延至數日，可謂危病。設是醫家病家不知邪治難卻之理，
中途更治，遂至不救，比恒多此症。是邪多濕，初時之治必用苦
辛淡滲泄，勿管飲治濕何奇，然多進燥滲之劑，未嘗悖理。促
又得枳液耗奪陰之品，稍緩發譫，即起肝風所由來也。故治伏
邪宜多用輕淡少參卻邪，庶無後症之累。從濕邪深陷陰分之
後，似去即如中途，飲地湯嘔吐痰飲，正氣回，邪自退，理勢使然。
從來營氣卻濕，古方恒載育陰退飲，則少治法。此症伏邪原本
甚屬何也。自有病以來，未嘗絕穀，夜靜安寐，煩渴不甚，不易遽

廿三

解此兼之蓄瘀月閉釀患擘時今人攻補兩難設是邪未下注
早行導瘀慮其伏邪乘虛下陷況其所以早動内瘀已顯大虧
必難任攻惟日進培元上匯正氣稍緩邪難久踞勢必直趨
下焦混入宮絡故其蓄瘀必自下部上升小腹按之而乖漸有
行經下注之勢故不得不趁勢驅逐況佐養營尚且正氣不
支肢冷出汗心悸幾脱之危倖林救生兩儀理酌安用以救其虛
之次去宮之瘀後脾溫而貴于進即暴崩宜補久漏宜清也虛
而有風清補收功漸臻全效消息乘除四字須審而善隨時變
究攻補因肯攘發之按燥濕大要固通初中末之法清濟動用

爲要

伏暑 小兒

俞 歲六 伏暑寒熱已作四日不解幼科皆以瘧治善寸欲是伏暑之
候初學募原半表半裏之分入與陰爭則寒出與陽爭則熱似
瘧而實非瘧汗後身外雖涼腹熱不清暑屬陽邪久而致液傷
津液陰難復惟內熱一退佐甘辛最妙必多服方效仍不用飲
食甘肥助其胃液胃液一充滋陰而臟內陷之邪自然外達直
少佐驅逐之藥自收全效醫家病家勿謂功緩若尋桂枝之方

芳

發汗攻裏恐致敗，尤慎之慎之。

北沙參　地骨皮　玉竹　川連（桂枝水炒）　苡仁

鱉甲　麥冬　當歸　蔗皮　葦根

外因積肚腹黃食數日，今愈。面腕之滑，隨又感熱發熱咳嗽寢

因清熱之（熱嗽悶）見頭，而愈。秋暑晚當多有化熱之症，或津枯無汗者

臓焦枯，神昏讝語，甚者口噤不言，大便微溏，日行數次，痙厥之

大危症。液枯燥極筋急也。清涼之劑不能多令。服肉湯、豬肚豬脇湯、

鴨湯，佐食類濃汁，頻頻飲之，甚至每用蚌水、梨汁、蔗漿間進，自

然津潤汁生，津足熱退，而愈。燥邪傷液之極，非草木可以為功。

必用血肉有情甘肥者行之。照方者，所濡不可拘泥，外邪未清

忌用羶腥，即所謂胃喜爲通也。

暑熱化燥衄血

劉

暑熱化燥，前醫誤進香散五劑，遂致鼻衄不止，繼以痙厥（作）手

戰唇鼓，患於亡陰，內風煽動，脈動細，身瘦難於轉側，周身百脈

皆虛，至陰虧陽亢也。而既逢機關純氣極危之場，特用玉女法

鮮生地易熟地

鮮生地　北沙參　石膏　知母　麥冬　牛膝

廿五

桑葉　鱉甲　豬苓　蚌水　梨汁　茅根

咳止風定，數服諸恙方退，今服豬肺湯，脘痛即止，而熱渴未除，兩足甚痛，脈轉弦大，餘濕陷於下部，改用淡滲法，發白痦，熱渴漸解，兩足亦安。此症初時未嘗不因濕熱釀患，因誤進溫散，以致傷液化燥，陰虛成損，喻西昌引誤發少陰汗之例，比宜成損，出白即結成堆，色極鮮紅，但未審慮燥有因，四君子投之必誤。因時肖項性小兒亦由熱邪化燥，陰虛成損，伊之居停誤進四君子加健脾，宜復大陰，甚危，余亦用前法潤燥，一服而解，此又用燥不效之明徵。今此症雖表濕，亦非進溫補，前之汪翁已乃燥餘

下注之濕宜淡滲仍參春澤法庶得兩濟據病濕病未接之病長
宜慎之儘此方不致謬附方
北沙參　玉竹　麥冬　茯苓　扁豆皮
金斛　豆卷　葦根　蚌水　梨汁
並痛澀倉心腹脹滿小便不利是痛如實水石六一散乃瘧實
水石極清下焦之濕熱同滑石以利竅故能用前先於大勢不
錯再審其病既非陰虛利濕之品依用原物速此陰來陽絕
不甚化陰而氣已先陷之別耳

廿六

傷暑吐瀉

朱 歲十三 吐瀉腹痛前醫誤認瓜痧投蒼朮藿朮半夏苦溫燥之劑服之今其嘔汗少頃逆口噤不語人事昏沉診脈已伏知其暑濕吐瀉傷陰且陰絡暑劫液枯成痙厥投液參入清暑理濕

北沙參　生石膏　知母　防己　桑皮　麥冬

通草　玉竹　梨汁　蘆根

夜暮服後吐回厥逆雖除譫言口渴脈左浮水泌白脈弦弦吐瀉未除且加薑汁炒黃連不甚幸宣其開閉荷葉清暑輕揚以揚

其初吐瀉均止脉浮舌黏白仍是濕熱留滯

北沙參　半夏　茹皮　滑石　杏子　知母

通草　麥冬　蘆根　芹汁

熱解後進漏止夜間睡臥欠寧腹中向來有塊作楚時墜下

今因夜耗陰虛塊復作痛向來腸燥已久當堪前賢宜以燥藥

細夜救從其危宜惟養陰潤燥為要

北沙參　生地　麥冬　茹皮　藕節　歸尾

鱉甲　杏子　蘆根　梨汁

服之痛止神安宜去藕節加鮮斛調理

又廿六

噤口痢

周

婦痢兼嘔吐湯水不進脘痛甚急脈沉此由暑濕瘀飲內遏不宣實邪外侵燥濕兩治

北沙參　半夏　廣皮　薤白　川連姜汁炒

麥冬　知母　滑石　芦根

服後吐止惟時時泛水蓄飲上逆也痛勢下降痢如前裏々甚

仍以苦辛少佐潤燥和方燥仍未解燥並進

北沙參　麥冬　澤瀉　薤白　豬苓

苓子　牡蠣　扁豆　木通（姜汁炒）芦根

一服咳嗽遂止○精神進穀脉亦鬆○此病宜乎暑濕也○又云以

淡用溫和○為例○苦辛輕劑○又寒濕退仍以淡滲○

痢有寒熱

其

脉遏○微遲寒極○腹痛下痢○條和外束○治以辛溫○

生石膏　當歸　杏仁　南沙參　薤白　芦根

瓜蔞皮　苓子　細辛　肥知母　荷葉

又加阿膠豬膚○兩進辛溫○津燥救液○已以痛緩痢止○脉轉沈弦

艾

陰液未復，仍當培本。古之敗毒散純用風藥，皆燥，故不錄。

北沙參　玉竹　阿膠　扁豆　當歸

山藥　麥冬　龜板　豬膚　梨肉

痢疾熱渴

錢

燥邪下痢與協熱下痢不同，肺氣先傷，不能佈津液，故致舌強極渴，脈洪細數，陰虧棘手之症，急為救陰清燥。

北沙參　薤白　知母　玉竹　桑皮　牛子

麥冬　蔞子　黃柏　梨肉　蘆根

兩劑救液清熱，已得甚減，神清，脈亦較斂，然痢未全止，不思納食，胃液不充，餘波未息，仍用前法，增養津液。

北沙參　玉竹　龜板　薤白　麥冬　石斛

桑葉　苦子　苡仁　梨肉　芦根

初痢轉虛

胡

始痢先痛，即是通利，腸膺下墜，後出濃痢，乃是營虛空痛矣。

脈來沉細少胃，陰液大虧，扶正為急務，通利可從末治。

北沙參　熟地　當歸　阿膠　龜板　薤白

廿八

麦冬　杏子　猪膚洗　白蜜　芦根

久痢

某　脉似数濇，痢久傷陰，治以鹹斂，小便初和，肺氣已宣，下行之象。而冀鹹臻全斂。

北沙参　阿膠　玉竹　枸杞　麦冬

生地　扁豆　怀藥　後加生芪收功

痢後浮腫

諸小兒痢傷陰液，肺燥不司佈津液，調水道，故氣壅爲腫，用補藥

氣機自和，此理塞因塞用。

北沙參　云苓　龜板　鮮斛　阿膠

大熟地　麥冬　玉竹　山藥　蘆根

後加焦术、扁豆，三服痢止腫消，癮疹亦化，正須安出，已是全功。

仍須據本善後

北沙參　玉竹　山藥　扁豆

阿膠　鮮斛　枸杞　蘆根

先

胎前轉脬兼痢

某　姙娠轉脬，是胎重壓迫膀胱，升降之氣，痢而燥邪下迫，有降少升，亦屬否象。服前藥宜潤滑，而如前劑，毒滯已理，二與燥邪不悖。

北沙參　薤白　當歸　阿膠（滑石炒）　知母　桑皮

桔梗　粉葛

苦梗、葛根性升散，治痢病不須下陷者。

產後痢

陰虧產後因之陰虛燥邪乘燥不得不先解邪然必佐以扶正

北沙參　生石膏　小生地　細辛　阿膠　薤白

知母　桔梗　當歸　豬膚　白蜜　蔥根

古法產後忌用寒涼甚至白芍俱不可投故有仍從治產後痢

沒業當宜因產後之痢不敢進寒涼惟用溫燥故多致牽延有

病此又當隨時斟酌處此症之脈痛減痢微脈數右軟關少頭眩

宜和正邪陰液未回純以育陰清燥為治矣

北沙參　玉竹　當歸　知母　薤白　梨肉

熟地　麥冬　龜板　阿膠蛤粉炒　豬膚　白蜜

卅

經前腹脹兼痢

汪　將經前腹脹而痛，頭眩肌黃，少食，足常發熱，脈濇而數，病由血虛，肝燥，肝氣橫逆，再經行必去血，以將離位，下行時痛加甚，重有濕熱蘊鬱下陷，故是熱加，宿令復感燥致痛，先解實邪。

北沙參　當歸　姜皮　細辛　薤白

知母　芥子　杏仁　冬瓜子　梨肉

一服痛止，去當歸、細辛。再服能食，痛未釋，加歸尾、鬱金，通達經血。服完不作，痢止仍熱，去杏仁，加黃柏，熱退而加飲食，再為膏

陰涸理善後○

北沙參　鱉甲　龜板　石斛　茯神　丹皮

歸尾　知母　蘇子　棗肉　茅根

又常胃胸滿脹逆，使法之症○。日進黃濟丹或數十粒○，芦薈嚼蚌水

熾熱服乃愈○

痛經兼漏

程性遠痢壯腔氣作○，且痛，倉余令服辟癥丸○，痛已緩○，再用清金解

條湯○。為旁人所擾○，易用佐金丸、檳榔木香汁同服，痛痢更甚○，純

廿

下窒，水湯水不能下咽，痛掣引脇腹，延余診。意今服前方並食閉湯，痛緩吐止，腹內腸鳴，其堅硬頓減，因湯方得就，食其清金絲燥二服後，再沃閉音，除去外沙參、玉竹、阿膠、龜膠、麥冬、生地、豬膚、白蜜、當歸、梨汁、蔗漿之類，日間痛俱止，但惟夜來腹痛，舌滑，其色黃，有瘕塊在腹左，月經之先必痛，遍醫不效。余診其脈，診知其營虛濕熱為病，閉營之藥服之獲效，今之實燥致除素積之濕熱，繼丸仍令服膏子藥，遂得痛瀉均止。

北沙參　麥冬　薤白　鱉甲膠　木通　桂枝

歸尾　桃仁　茯苓　梨肉　蘆根

煉蜜收膏。一方亦是燥濕兩治之意。迩年痛經之候極多，均可從此法觸類旁通。余前之燥濕論述及今時痛病多濕少燥。時醫仍依古法，溫中行氣，希圖止痛，故多不應。內經舉痛論中惟小腸熱痛一條，餘皆屬寒。今時竟不然，醫者貴乎圓通，不可執滯。景岳之論極是。

痛痹兼痢

胡太史俱生吳門，素有肝風並痹之患。暮夜必痛，捶打至困倦極處，方能假寐。治此歲至春日，今冥增肝風，發痙，口噤身殭。余知

卅一

其營虛多濕，濕生痰飲，內風鼓舞上走空竅，再加寬抑燥火外
來，所謂外從內擾，機關閉塞，先治寬抑，次食以散，少須喉間痰
涎自通，吐出數口，即能進湯水，呑劇出聲，以咽服辟瘟丸識神
神即神清爽，再服原遂回食以散，辟瘟丸治一切燥熱痰飲血瘀
驗，用最能通痹利竅，但此多服久服之劑耳，後用再以清金壽
痰乃肺絡內餘，又因痢疾傷液，每劑一次，晚服一次，一夜十餘
次，我手脘部，次晨延余診視，脈細如絲，兩尺如低，惟存奄奄一
息，大有脫象，即令煮肉湯救液，病人素又英畢，知其腸胃枯甚
且食葷腥必瀉，如常要食甘肥及豬肉湯藥，勉嘱之，頗知病人

自思受此飲半鍾遂得鎮靜次即思再服而病亦少少二次因湯

解煩救液竟為病症所對之物品併服前二帖遂止

北沙參　玉竹　阿膠　當歸　麥冬

龜板　桔梗　芥子　白蔻　猪膚

此素病症過延治由春夏天旱熇甚於上溫轉於下而自升騰

蒸雲佈雨其猶潰河之水乾涸成癃人身亦然即內經所謂上

焦不行下脘不通因溫補液之藥狀甘雨滂沱溝渠積潦條

暢乃清挾（滌）腸胃之積垢因而趁勢下達不但溫者濕病亦可藉

其潤滑而去其有不能即去者藉為開導奉常而可但不可若

卌二

寒涼攻下耳，然皆伐末治本也。

休息痢

黃

休息下痢赤白已經半載矣，素前醫因其腹痛脹悶，竟用檳榔、枳殼、厚朴、木香諸品，遂致腹大足腫。診脈沉細而濇，肌膚甲錯，飲食日減。症由燥邪致痢，痢久延傷，夜更加誤進辛燥破氣，以致氣血兩敗，症勢漸危，姑照燥邪內陷治法擬之。

北沙參　玉竹　橘皮　蘆根　豆衣

薤白　麥冬　五味生薑同搗　梨肉

兩進痢止勝減水瀉日夜五六次脈亦較前機已鬆舒再去婁
皮加熟地自四錢至六錢脹已大減加飡進食矣即以前方令
熬膏膏收多服腫脹乃闔中之開病肺葉擁塞肺失清肅謂用
辛散酸斂開合緩開故腫脹無加香清補均屬闔藥五味之酸
參入生姜之辛和肺調肺以收散越之氣金木和同自然挽救
擴張之怒中宮得以安然腫脹可愈

三瘧

三瘧已久寒多熱少脈遲濕痰凝滯經脈治以辛通

錢

安

原書此處缺葉

生白朮　半夏　防己　赤苓　澤瀉
桂枝　羌活　滑石　蘆根
三瘧由陰虛濕陷，故久延不愈，據認為寒甚，錯服兩劑，瘧未遂輕。
去羌活、赤苓，加北沙參、鱉甲、白薇。

爛喉痧

附山光咽腫紅爛，湯水難進，氣喘形衰，病屬燥象。因前醫誤作風邪，醫治表劑過度，更加助燥劫陰，以致肺機不和。余想服藥難以過喉，先用雞子清一枚，着患者仰臥，將雞子清令口含，以潤滑滑知自能下流，午前潤，下午仍自覺機關流通，竟有四五次。

歸所用辛潤法：

南沙參　生石膏　蔞皮　知母　生牛子　細辛

薤白　元參　土牛膝　鮮桑葉　蘆根　梨汁

一劑稍能進米湯幾滴，是夜進蜂水和米湯食，次早更減，仍照前法，去元參，加石斛四錢，南沙參改北沙參，加麥冬二錢，全愈。

喉痹生於燥邪上及，肺氣先傷，初由清肅之權不行，繼則津液液聚成痰，氣滯不降，勢必壅於膈上，咽喉痰厚喘咳，火喜就燥，燥邪化火極易，故咽喉糜爛，水穀難入，肺主皮毛，故遍身黃痧。

卅六

背斑紅赤一流，甚者水精不能四佈，逆上而侮下，注而滲津液，從內滲而亡，遂至枯槁而危。肺主一身之氣，氣痺則胸腹多痛。今時多以溫散治之，猶如抱薪救火，至肺燥化乾象。用藥須擇清潤之品，不但不用溫熱，凡藥之枯燥易燒之品均在禁例。燥邪治之以潤，理之或稍佐苦以勝燥，辛以行津，亦宜擇微潤之藥，重用甘潤緩其急，濟其枯。甘乃濕土之味，濕能制燥，土又能生金也。宜安本經燥者加減。

南沙參錢半　大生地三錢　生石膏（甘草水拌）錢半　生牛子三錢　姜皮三分　蘿白三錢

細辛三分　苦子仁　肥知母一錢　蘆根一兩　梨汁一杯　杏仁三錢

初起服之，如能消危為妙矣。甚者或加半夏錢，去桔黄鹹，加姜
木通。本體虛者服此方一二劑，極渴不止，茵粉、乾葛，咽喉痛甚
桔梗。急當救陰，用育陰保肺湯加減。
北沙參錢　大生地錢　玉竹錢　麥冬錢　元參錢　桑葉五
生鱉甲　川貝母錢　生苡仁錢　不落蔗漿　梨汁　蘆根
病已誤散誤下轉虛者，不必服前方，元開此方另服。自致或腹
痛不止者，如雞白錢；益虛者，如當歸錢；如陽浮甚者，再加龜板
罕蚌水一杯，去桑葉、茯苓錢。又丹方：喉病初起，即用新汲清和白凡
末合之，吐涎即開，或和蜜調之亦妙。喉閉嚥水難下，蚌水合之。

卅七

即蓮房脂膜痛皆斂。取蚌水法：用河蚌養缸內，置露天處，臨用取起，將殼頭麻邊處，剔破少許，將水瀝下，仍置缸內，下次仍可用。須頻換水，所瀝之水，須澄過，水內有蛭子。附吹藥方。

六一散（人乳拌晒乾）錢　硼砂錢　元明粉錢　辰砂錢　細辛分　冰片分

共研極細末，收貯，吹之口，痛搽之亦妙。

頓嗽

俞　小兒感燥發熱，頓嗽，宜先清燥。

北沙參　生石膏　杏仁　桑皮　薤白　苏子

細辛　知母　當歸　桑葉

因時數見頭暈將此方遍服皆愈迩來頭眩咳嗽又甚不已甚
至血淨吐食此乃陰虧肺燥清肅不降最難就愈春比再恭玉
竹麥冬生地阿膠蛤粉龜板梨汁蔗漿之類可除淫補肺痊
居將咳止但年逾成勞嗽慎之

痰喘結核

胡太史佛生芳壹素至淮害瘰癧核核累累延及左臂成串穿潰津液
淋漓歲多癥已經三載今由燥邪熱喘喘咳咳舌絳如硃脈極

卅八

洪數晝夜煩燥遂佛生外出余用清燥育陰或感於香降脈洪
劲進若濃清蘇遂至汗出神昏譫語增劇竟至暴脫之勢舉家
惶極余曰症又瀕危惟大劑救陰以希萬一擬貞元飲
大熟地　亦當歸身　炙甘草　亦高麗參　五坎氣三條　枸杞子
將未敢服仍用清熱平淡之劑更危再服貞元之方得喜四候定
加餐實然足痛困極紅腫色亮此由前方化陰代增入伏火內
桂姜素是陰虛併非陽弱且兼稍之濕熱蘊甚誤增溫燥之品
助其相火相火相火與濕熱互相為病因而用清金化濕育陰
佐以類醫論去濕或勸去合類謂其陰滯恐傷胃氣竟不敢滋

以佛生四例案注脈症完余燥濕論中書已述及介類育陰肖玄濕熱之施，時賢未考也。況其相火方熾，藉斯介類潛陽更其瘰核之溢纏久，因病損陰中，陰虛陽浮，相火游溢經絡，筋失宜營，結聚成核，常經相火薰蒸，潰破流膿瀝漿，陰液傷耗，瘰核之患皆形外，此古昔未書，故外科日用升提丹藥丸散以猶未久非收以消，因未能窺見致病之源也。余立膏方令服，外用豬脊髓同松香搗膏搽，以龜板末，竟收全效。但經筋攣已久，手指常難伸耳。

北沙參三錢　大原枝（生地炙半）一錢　當歸三錢　炙草八分　茯苓神一錢　龜膠三錢

先

大麥冬二錢 柏子仁二錢 遠志一錢 冬术二錢 丹參二錢 棗仁二錢
生綿芪二錢 桂圓肉三錢 棠梨二錢 天冬二錢 梨汁一杯 藕汁一杯
河蚌肉芽 同熬成膏水和每服八錢

咳嗽音啞

程

心肺陰虛肺燥之聲直傳空燥最甚而咳嗽已多日胸膈逆
窒音斷喉痛脉象浮大而濇陰液大虧開肺清燥而治

北沙參 杏仁 薤白 當歸 桑皮
蘇子 棠梨 牛子 知母 梨肉

咳甚於黄昏，陰虛陽浮，醎燥為甚，脈尚搏大，陰液之虛可想。以育陰為急，佐以清燥，前方去蘆根與青蒿，加玉竹、麦冬、白蜜。

秋燥喘咳

洪

年高秋令之間，必發喘咳，依稀冷嗽，以為新涼感冒，乃病後進温散，温燥劫絡，殊不知此病均由氣燥陰虧，真陰受劫津液，秋末燥行，因素液虧，非支液受燥行，肺失清肅，燥化則絕化源，不能以細潤，虛陽浮氣，燥痰逼上，集肺升多降少，為嗽為咳喘而更劇，此燥所最能傷肺，衛氣易升而燥也。治宜先清氣燥肺痰清火爍之，耗液胸悶而出，氣壅不肅。

北沙參　杏仁　桑皮　薤白　當歸

細辛　半夏　麥冬　枇杷葉　梨肉

數進滋養湯飲，惟不耐勞動，數發振燥，傷陰未和，陽浮，以前弦滑脉，轉細數，即是正虛之象，再用清金壯水以治其本。

北沙參　玉竹　大生地　當歸

龜板　麥冬　梨肉　芥子

兩劑輒愈，仍用前法加阿膠、枸杞、海參熬膏善後，潤燥滌飲收燥病之餘，宜用膏子，以乾藥熬成潤液，化燥為潤也。濕病宜用丸散調理之聖也温燥之意醫家不但善於知病用藥尤要善於用之之為用大哉故曰醫者意也若者論之譬理若陷泥丸真人有求其治病如嘗以水和土為丸與服即效蓋百病皆由於燥濕二氣之偏真人即用一土之燥一水之濕治之其丸成多水多土因病製宜直運之於掌和以天真之氣而成圓道之熟故能統治百病真神又李八百真人醫病無以竹杖叩病所即愈此亦用圓空之物擊吾化之之氣皆善於用意者也

乾咳

僧

乾咳無痰胸痹氣急不時惡寒肺為嬌臟以致清肅無權水精失布氣壅於上前醫用蘇子旋覆前胡桔紅甘欵意謂降肺理氣古來通套服之不究氣喘之因致咳之源專用香燥理氣之品助邪為患

南沙參　杏仁　桑皮　薤白　細辛　蒡子

川尾　玉竹　知母　紫菀　白蜜

二服咳去但辛加不膏麥清金膏服後病如失乾咳用潤劑是矣若加辛通行津佈液方致咳甚必致怯宜戒燥亦用法治

極好非石膏和入不足貴此但過其因此成勞此極多皆因失

治也

吐血 二則

高婦病由夏間咳嗽寒熱至秋未愈十月以室無寧因驚駭前后吐血無夜不吐一次成盂更增欬夜不眠盜汗濕透被褥診脈數濡病初各因燥邪爲患前醫概以傷風俗套爲治久之不解又以勞情機滯燥卸後精不散食味愈差燥痰阻肺久而由衛遂釀乃致動血且大驚亦能震動肝膽之絡以此血溢空竅去血陰多以朱紫養肌少依附故不寧吐血如口極減愧此亦

燥氣與水將成冰，意同人但知冬令水冰屬寒，不知實由燥氣
瑭說但無燥未化熱耳，燥從天降，其體屬陽，故冰流於表而體
堅，不沈，從使微降亦浮水面，日曬亦難驟化，一從寒風送雨冬
沈，余所謂萬物內濕外燥，見濕仍不化濕也。又有吐血紫黑色
黯甚者，有濕氣化屬濕病，與燥病血鮮成塊迥異，醫家宜辨別，
不得混淆。古謂色鮮浮水屬心肺，色紫沈水屬肝腎，謂肝腎居
下，心肺在上，心肺在上火就燥也，肝腎居下水流濕也。木居天
地之中，與土解化。古人云：草木是天地之毛，即是濕物，寒風
冬雨，乙癸同源，同屬濕氣也。喻嘉言謂吐血則已成塊，引仲景

誤發少陰汗之例○今被吐血○說相火臨○後用四君子○培土以鎮
上逆之威○不出上厥下竭之虞○恐非定論○宜審之○余嘗治王姓
吐血○色鮮成塊○甚多○用白芍加北沙參、玉竹、麥冬、藕根、梨汁之
類○一服即止○乙巳年發兩次○甚至音啞不語○均用清金潤燥藥
飲○吐血爲病○甚急而危○醫家習常庸視○外感內傷○惟燥濕兩端○
外感爲輕○外感燥濕者○極易○邪當留戀○延擾之發汗甚多○害已○
蓄濕○再從腑○爲燥傷○而純傷津液○輸膀胱○以致濕化○陽鬱○外溢○
而○汗○法附燥濕混處爲病○陰陽間隔○神不依附○先用燥濕兩治
法○加減歸脾湯主之○

生熟地各一兩　北沙参半　冬术一錢　棗仁半　遠志八分　當歸半
茯神半　麦冬半　龜板半　蓯蓉　棗二枚　圓肉五枚
一服覺得安寐，血汗未止，再用濃味填補育陰以鎮血逆，乃以

吐血

生地　熟地　北沙参　阿膠蒲黃炒　龜板　鱉甲
當歸　麦冬　棗仁　藕根　梨汁

周

吐血已久，每吐必有清水夾出，小腹右角漲之有塊，按之有形，似瘕，即小腸氣鬱也。此因膀胱不化，積濕滲於腸，漸濕阻血痺，不能縮常行，遂遏脾陽之升，水與血乃上越，血竅前陰皆以止血

陸 治勞久咳不紋宜先導飲佐育陰柔肝水濕與血同類濕入
營絡法宜之候極爲醫家最當留意
北沙參　生薏仁　龜板　鱉甲　鮮斛　桃仁
澤瀉　麥冬　金釵斛　梨肉　葦根

絡阻失音

陶 小兒發熱不解誤進銷導發散傷液遂至音啞無聲目閉危篤
濕痰濁滯脾絡液虛不能運佈但以啞驚治擬以抱龍丸即愈
大生地　半夏　膽星　竹瀝　梨汁

四案

北沙參　姜蚕　麥冬　茅根

服後遍體痒哭，目閉，熱未能除，虛邪改用

北沙參　玉竹　鱉甲　知母　茅根

大生地　鮮斛　牡蠣　青蒿　梨汁

胸痹發痙

吴女胸痹，發痙則絶，手足抽搐厥僵，頭搖身擺，前醫以肝風治，見其氣逆痹痛，因四磨飲以開寬胸順氣。余診其脉沉遲，舌有板胎，微白，唇紅，面赤，煩極，音低難出，渴不多飲，已經四日，此屬暑

風因鬱與肝風有別肝風屬內傷其來由漸病經多日轉痙不
發此有之亦無痙厲之啞氣喘亂絕諸危急之據況有板實之
脈倫為風火甚和迅速假令陽脈過擾絡身熱攪亂總兩絕
有升無降故指肩氣喘喘多汗如暑必兼濕乃風熱風與水侵
狂方書所謂藏無陽之證脈沉香宜以溫熱清暑以救肺氣之
垂絕者症必存津若辛以和溫行水和表胃中自宣氣機自暢
矣此條因之乃更用紫雪以冀散肝風之狀故特加在後

生石膏　肥知母　姜皮　麵包　但半　桔金

北沙參　炙瓜子　杏仁　苦子　半夏　茅根

外以梨汁蔗漿西瓜水甘寒救液，前恙遂減。兩進。昨日仍微瘧一次，稍能進食。復又感冒風寒，咳嗽咽喉鼻塞特甚。連日南風大作，屬火，肺氣未復，重感客邪，治宜辛涼清肺。

北沙參　紫菀　桑皮　薤白　白芥子　桑葉

牛子　甜杏仁　歸尾　知母　香瓜子　葦莖

兩進清肅，寒熱咳嗽諸恙漸愈，胸膈惟覺煩懣，氣短，脈已浮緩，寒熱已微，下焦陰虧，攝納有虧，改用清金養陰，兼有黃膩，稍佐苦辛理濕，用蘭葉佐開泄。

北沙參　龜板　知母　川杏仁　葦莖

炙鱉甲　青皮　木通（等分）　梨汁

一劑氣静安卧，惟大便燥結，雖能液耗故難輸送，前方去葶藶，加阿膠、雞子黄，蓋以食粘壯肺滯，以肉食助液，又去木通、杏仁，加玉竹、鮮石斛、龜膠合煎

痿

倪虬遠　足痿痛連環跳，向年膝痛，咳嗽，肯陰現溼痰，故連年奔波勞瘁，且加老境，陰液更耗，溼熱雖能蕊發，尤為亦惟培元本，勝溼每年服丹方丸，步履頗健

四十六

北沙參　生地　麥冬　生茅术　川柏
金斛　茯苓　龜板　蘆根　梨汁

痹痛二則

呂女　身痛背熱前臂以寒濕成痹治須羌活桂枝等一派辛溫發散遂致痛劇不能展舒右手臂腕瘦軟不能舉診脈數大左目微赤口乾不寐不食知其燥熱傷金肺肅失司一身機關全壅

膝股濕鬱熱化小便短赤今春時症極多大都如此更足世俗卷或咳嗽嘔惡先必一身倦怠肉軟而脈先有汗不解次然無

汗甚至經日不能得汗均由去年久鬱陽虛寒搏故一時
難以化熱其病勢漫至表令濕鬱遏難以兩相隔拒上下不和治
最不易治症已經化熱而用清解

南沙參　前胡　滑石　姜皮　薤白　知母
姜木通　芥末　蘆根　梨汁

汪大使鏡符先生之夫人先年曾患足痹自用風藥獲效今春復
發直用前法不應而足之冷痛漸次增劇轉加溫劑佐當火針
熨之遂致手節均腫而痛漸加腹痛嘔吐晝夜號呼兩月無寧
延余診視面黃少澤脈象沉數而濇便溏甚熱少食輒吐兩手

拘攣難伸，全是濕熱傷陰化燥，直加熱藥，劫液升陽，少風容乾，足經波及手經，又由經而入臟，胃為熱濕蒸逼，故面黃少華，腹痛少穀，吐瀉由作也。

北沙參　苡仁　麥冬　木通（姜汁炒）　姜皮　薤白

苦子　知母　滑石　梨汁　蘆根

一服吐瀉腹痛均止，溲痛亦輕，減進服三劑，諸恙漸安，但煩熱口乾，少眠，陰液未能驟復，故用育陰息風法。

北沙參　龜板　玉竹　鮮斛　苡仁　麥冬

鱉甲　桑葉　蘆根　蔗漿　梨汁

數進試蒞扮飲惟手微腕屈伸未能自如津液未復宜以鹿膠
易龜板生地易玉竹方以霍斛汪公素精岐黃問難於余曰古
稱風寒濕三氣雜合而為痹昔年用風藥以致今則不痛而疼
痛不除反增種種寒象之候先生投熱全與病勢相反服之甚
痛如響其故何所更求指示余應曰風寒濕三氣為痹是指痹初
而言若先用風藥偶致耶彼時若能知其津液被耗隨起育陰虛
而名者之復發得來純善成於前今又誤以前法到底洗再加
之火燥於外熾微之痛將制堪湯圓與病情乖背而仍冀其獲
效亦難知此時不但風寒濕三氣均已化熱已又化燥已又

畢

化風已至節之三氣霄壤之隔矣究氣固已不同而病之偏液耗極究邪治隨由經達腑邪亦危矣余之治法不外清熱潤燥育陰息風好絲庶如桴鼓注只第從未閲及此法使今時与古法相去之遠若此只氣運之更变回首昔時歎想大運之消息知官洞曉時高遠不亢之燥運主事六年之秋令燥盛之際更進之層以運会論之又在大運未宙將中矣自此以下燥病日多矣此皆古人之未發業醫者不可不急講也法曰惟以余乃辭恒越數日復來延診及至署備述從前大便極難兩日方一更衣多方滋潤仍甚難苦睛乃燥屎數枚每至夏秋之時必

自季勝先痛臍走入腹，腹痛時臍内必有物扯牽縮入，苦不堪
言。日夜呻吟，苦時多，以行氣攻導諸法施治，須經屢劑，終無一
效。往往傳藥調養，數十服方得，然食后大便之結數十年來
代無暢快之日。其脉象沉遲而濇，余告曰：此亦燥症也，却有暑
濕寒邪釀患，故此三氣交而出。夏秋方熾，而病者古法以收引拘
痛均列寒症門中，非也。蓋物因乾燥，燥能收縮，寒亦收縮。季勝之痛
由太陽濕熱而化，故小便不利，况其歸燥而與膀胱通氣化，而
轉輸太陽之機亦廢。總之肺金燥極，清肅失司，而能佈化精於
下也。譬如天時久亢，燥氣瀰漫，非其甘雨時降而亦非乎？因製

羌

甘露飲意先通膀胱之經脉
北沙參 麥冬 桑皮 薤白 桂枝 猪苓
木通 知母 滑石 葦根 梨汁
一服痛減痛如失腹之收引亦止再加芥子歸尾去猪苓是
夜痛愈而起床矣再除滑石木通加生地汁蘆根大便滑利伊
此每日必大便一次數十年之習一旦更易為燥往日今日方
悟今時燥病之多誠不謬也

脇痛

黄　郎　暑溼瘧發脇痛前醫謀以肝鬱屢進破氣平肝理氣遂致脇
痛日甚左眎不能着枕引動前後心作痛面色萎黄脈數細濇
液傷肺燥為痛也予常多此症皆由肝經脂虛去血已多故血
海常虧衝脈不與況肝為虛血之所陰失榮養木枯葉燥横撑
兩脇致令升降之機失也脇痛之病由此從來均視如多肝
鬱之病經以肝用辛以理氣以附烏藥沉香鬱金木香青皮檳榔
之類其餘柴胡香附元胡以為舒肝解鬱或引木喜條達之説
辛用辛散實皆未得治肝之竅蓋風木善動治之以潤以柔以
靜方合正治況此屢經情志鬱怒之傷行經育孕之耗化枯化

卒

燥極易致消渴，此水生而足遂甚暢達之機。人知順氣以
行宣，不悟益血以潤氣之理。蓋血屬陰，陽氣以施其化，蒼瘦以
鎮肝和胃佐之，藏不但女子，即男子亦多肝燥陽亢之症，余
皆以柔法治之。

大生地　北沙參　鱉甲　當歸　麥冬　薤白
知母　杏子　蔗漿　梨汁

一服痛緩而安，挽其頹色，遂轉潤澤，脈亦較圓。此方生地、沙參、
知母、梨汁滋血潤燥以生肝，鱉甲潛陽以柔肝，當歸、杏子辛潤
以通之，蔗漿甘以緩之，麥冬、薤白潤滑流利，機關以得通降，雖無妙

品此方可爲治肝陰脇小腹及脇下望此耳加龜板

肝燥氣逆

呂按：咳、浸、左肋腰脇作痛，痰稠稀急，陰虛陽浮，肝燥氣逆，見勞怯。

記一諸洗已多，四用滑潛法，痛淺嗽止。

北沙參　鱉甲　當歸　龜板　麥冬　阿膠

玉竹　桑皮　梨肉　蔗皮　外用人乳

木鬱發熱

五十一

周姓 脉象沉細而利，不時泛惡，胸悶，由於拂鬱傷肝，木乘土位。今人多空虚氣鬱，是用香附木香之類，治以陳逍遥散最善。

白當歸 炒白芍 煨苓 半夏 炙鱉甲

柴胡 茯苓 甘草

、肝風痙厥

劉女 素患肝風痙厥，今夏發甚，於前更增小腹作痛，身熱不已，前醫根風不應，厥來經時不回，診脈沈數，舌苔黃，脘悶，暑邪纏綿也。暑阻濕熱，陰液素虧，濕熱與相火俱隨化風，故易用清暑法。

南沙參　石膏　金鈴皮炒黄　鈎片　半夏　知母
麥冬　蔻仁　荷葉　蘆根　梨汁
服後大便通利二次小腹之痛已止而身熱肝風均熄矣

痙厥脘痛

江　婦素有痙厥之患今秋復作脘痛即昏厥一晝夜不蘇目閉口噤診脈沈遲身熱搐逆數日來皆寒熱口渴知為伏暑觸發肝風竄動上逆壅閉已極姑先清降

北沙參　生石膏　麥冬　川連桂枝同蒸　蔻仁　知母

辛之

苓子　蟬尾　牛子　梨汁　蔗根

一晤遂起自述仍是脘痛咽痛胸膈似是物阻阨塞迴路忠陽係於上者升氣降上焦不能展布旋心神為之紫蔽遂頭昏不知人癲痫中風跌仆諸症均不外此但終虛實之解耳今乃請降之力神清中宮暑濕化涎未能驅除且加僵辛直曲以開之數劑方清以八音陷清肺收功右係多用芳香降座惱此授之不免大痛之餘或虛而實風痰厥不省無用梨汁蔗漿蜂蜜生地裨益不少冬至仍覺根盤中之熱頻頻潮之必致甚熱熱甚須用清潤也

脘痛

某 女 頭脹脘痛脈來濇大營虚風動治以柔肝潤熄

北沙參 龜板 生地 鱉甲 紫英

柏子仁 金斛 黃菊 茯神

再診加麥冬半夏霜飯女子營虚脘痛症極多古人畏用沈滯之藥泥於通則不痛之說皆由未明脘痛係陰〻陰補陰而陽自伏即是通也之義此中妙理惟景岳能知但又執於温補如理陰煎之類往往投之不效

案之

腹痛

吴

感暑身痛腹疼惡寒數進溫散不解且無汗余用清解暑邪
得汗而愈繼因飲暑腹痛惡寒另延醫仍用溫燥之劑遂致腹
大臍平按之痛甚徹夜無眠復延余診仍用清暑腫消痛止但
性冷溫汗余曰陰虧未回陽少依附性寒畏寒陰虧竟
自愈因感秋冬寒長寒之說用附子乾姜等大熱燥劑遂致咳
起腹痛每作日夜無寧余仍用潤燥救肺

北沙參　玉竹　川貝　百部　麥冬

紫菀　梨肉　桑葉　枇杷葉

二服寒痛均止。而咳嗽神倦，盜汗，此煩症似虛損，傷人。業當補宜肺氣，肺主一身之氣，煩勞則氣虛，而又通之，則寒痛陽陷，肺氣虛，不能外護，故亦怯寒。

停飲腹痛

徐海賓　素有停飲、腹痛、吐痰，後年多痛甚，則湯水不進。去歲臥床數月，或以平肝、益胃、和藥、溫通、溫補肝腎，均無寸效。余來，延診，用五苓加姜、朮通，一服痛吐均愈。今次勞頓復發，而兼燥

案

脾虛痛久氣脈濡而沉舌絳少津用條暢而宣通一劑而安

南沙參　蔞皮　薤白　蘇子　桂枝

澤瀉　木通（姜汁炒）　半夏

服後吐止痛減口少津加蘆根梨肉潤燥養液痛止夏去蘇子

加石決明一服而起於床夏去薤白澤瀉加龜板繼因勞頓仍

藥未服前痛復作脈實細濇軟而沉中氣微憊前法增益之

西洋參　茯苓　川連（吳萸水炒）　半夏　澤瀉

石決明　蘆根　枇杷葉

痛止又作而夜間不寐少食脘痞大抵也今服青陀湯和龜膠

閒述蓓墅全愈病久傷以傷陰陽均已育陰善收

腹痛吐酸

汪廣泉 痰飲大吐酸水腹痛畏寒雖誤投桂枝生薑乾薑等
附木香檳榔之品我微危急來勢知作痛以痛極而寒和痛不
愈即服死悶脈痛肝胃宗筋之道內傷論痛脈寒該和地多余
因清楚西脈一服而安

南沙參 姜皮 木通（姜汁炒） 香附 薤白 當歸
知母 細辛 牛子 蘆根 梨汁
姜

吐酸

某　吐酸已經多載，以後少食，舌胎白膩，前醫均謂胃寒屬濕，不效。來診口淡，渴屬胃熱，白胎乃濕熱阻遏，熱灼胃液，久吐不斷，宜直化痰上濕，濕之通以細流，宜手不效，用淡滲佐清熱養液。張景岳論吐酸屬寒，亦是偏見。

北沙參　麥冬　金斛　茯苓　扁豆皮　通草

蔞皮　薤白　荷葉　蘆根　芹汁

反胃吞酸 二則

劉女年方及笄，素患吞酸反胃之疾，此時飲食均吐，難留，想是抱悒不遂，肆怒傷肝，木乘土位，由是化酸，因熱作渴，肝鬱胃氣，佐肅肺、清肝自擾和，口乾亦由液耗也。

北沙參　麥冬　川連（吳萸汁炒）　石決明　木通（姜汁炒）

半夏　石斛　茯苓　蘆根　竹茹

○○

周姓有黃疸，恒久，前日冷食傷脾，兩次仍吐不絕，胸脘常覺冷極，嘈雜隨痛，惟日日食生冷爲快，前證均以胃氣素寒，宜進溫補佐若兰，悵脹不飲食，診脈弦數，舌胎黃膩，知亦春寒，又用前法，遂愈。詢知素善飲酒，且多鬱惱，以致木鬱化火，胃為木乘，飲食化痰化飲，肝氣撐結則脹，痛為木鼓，嘈中脘少運，倦怠欲食少。治宜和胃、清肺陽，以後攝補，氣及健脾中，助陰以和營衛，疏泄之時，遇多閱机，氣於著帶，痛亦則是木喜條達之意也。

王

揚素患腹痛宿恙，乘肝侵致，今年反胃嘔，飲已經數月，前嘗以疏肝為治，多用理氣之品，參入二陳和胃，頻投無效，不以情志損甚，動勞純耗，殺陰液，陽氣氣血衝擾，溢於上，能化氣，治至之元氣已不得已，惟走於外，以致作耗，出於困窮，故以寬邪述脉象弦，無非肝悍之郁，致氣逆之患，惟柔以濟之最妙。古人云以金附、烏藥、蔻、梗之類，頻頻補以流衛逆之氣，不亦左乎。今病比之，此肝陽亢逆，胃少和，不極，故食難安。他余嘗用柔法治療，飲難書，遲味上嚥，不得暢遂，不致曲直作酸矣。

北沙參　金斛　龜板　鱉甲　麥冬

桑葉　蘆根　枇杷葉（姜汁炒）

○四服吐止，惟仍穀食無多，胃液未醒，除蘆根、枇杷葉，加薏米、茯苓。

穀氣凡肝陽逆甚，前法不能止吐者，須用重鎮，加入青鉛最妙。木每亢極上升，必用金石以鎮之，金木和同，剛柔共濟之妙。

廿七

飲乃金水之精，不但嗽，而且蓄水積以生痰，醫者須留意。

噎格 三則

黃先成 氣血枯澀，責在肝腸亢沸，肺失清肅，痰涎亦由陽升上

慮防成噎膈之症，宜先柔肝潤燥。

北沙參 鮮斛 蘇子 鱉甲 葦莖 麥冬

當歸 龜板 杏仁 豬膏 白蜜

脈已較緩，數象未平，進穀順和，乾結雖通，而見陰虛腸燥，營柔

慮因老年陰液日衰，噎症之漸，仍用前潤燥方法。

北沙参 玉竹 麦冬 茯苓 柏子仁 当归
阿胶 龟板 川贝 梨汁 蔗浆

胡
以出封翁芳堂年逾八旬实乃食积吐泻脘腹痛剧余令服
保和丸痛缓吐止遂转下痢再进胃苓解暑汤更合肉汤痢止
而素患肾泻每夜二三次又向嗜饮忽不能进谷入脘阻碍不化
高年阴液既衰真阴之病胃液气竭液少则不能润泽肠胃以
致肠胃枯涩不能容物渐至食道作艰难以展转床即阳浮化风
阳浮却又兼忧郁肺液化燥胃间而热津液不能四布多化为饮
肝阳鼓其上逆状似入咽喉阻塞反出此乃燥极似湿亦

卷八

與痛痞之過，痞下何因也？痛在胃脘以下，故曰地氣，否以濁壅。痞之痰沫出脘上，天氣招以清。然皆因一燥病，非繆仲淳知之。純用諸汁、牛乳甘潤之劑，李仕材反謂多汁，恐從濕相召，何審胃壞。未知燥極似濕之理耶？熱極似寒、寒極似熱，向有成說，獨燥極似濕、濕極似燥，千古未聞。近代鄭莫一著濕熱門，辨有留飲，腸間、唇舌反燥，仍須治濕，去津通，其燥自轉，此即濕極似燥之一端。痰塞生內燥，燥氣塞生內濕，濕結成無形，有內燥易燥納燥。何因氣相抑，因熱相爭也。治噎膈之視宜勤，從宜燥結之獲效。

北沙參　玉竹　杏仁　芥子　當歸　薤白
鮮斛　桑葉　鱉甲　梨汁　蘆根

崔
食入噎阻不下，飲湯如吐，逆多涎，胸前板硬，脈大少力。前醫
屢進理氣寬胸，將經兩月不效。殊不知燥症傷液是噎膈之由，
乃以破散而圖快膈，適足助燥增劇。此皆千古治噎膈之誤。故
從來斯症均不免於死，病之殆為醫誤，迄未大悟。此症不獨老
少往往患之，此亦延遲下之多燥症之一端耳。肺氣一經燥擾，
氣機遂壅，津液不能四佈，水穀不周，勢必化飲阻塞胸膈，氣逆
載痰上壅逆，飲食故難下逆，腸胃失其水穀之養，勢必日就枯槁。

五九

愈枯愈細，均見草囊其危殆。症而終以辛滑潤秋之品治之，可獲效，如前案黃、胡二症，均即見效者也。余往有黃姓症，復遺失治，竟死。固關天命，亦由人事之誤。胡症復作，醫者投以旋覆赭石，故此刻症就危。高年液涸之秋，衰微之症，何堪飲此悍劑耶。此時極力救液潤燥，已莫及矣。此症今先清燥。

北沙參　杏仁　薤白　蔞皮　知母　芥子

归尾　牛子　葦根

服一劑，胸即舒和，去牛子，加梨汁、麥冬、蘆根，救液。兩服，遂續進數，咽間不阻，惟胸膈有痰凝塞上逆，再加細辛、通間，飲[illegible]

白蜜養胃易食鱆蝦黃肉湯潛陽助液上不足痰當以加冷脈

上飲此竟有生机可冀矣

單腹脹

錢

中滿腹脹大而脹古法多用填實則已之治然思佐柔肺滋燥

燥濕兩治方歟純用補中以銷鮮斂木以柔滋自不侵土而中

宮自安肝斂葉收自不掠阻氣機腫脹皆可漸銷矣

西洋參　焜苓　半夏　苡仁

鱉甲　川連吳萸炒　薤白

五十

兩脈遲細，腹脹小便而泄，此茯苓、半夏、苡仁、黨參，衆人皆知此法矣。不知鱉甲佐金柔肺，舒肝為要，尤妙薤白辛滑，和腸化燥，性不但流利氣機，且能助脾之活動水精以四佈，故以痢止。薤白不但為痢症要藥，兼能利氣之妙品，古少發明，余並補記。

腹膨臍突

張小兒，脈濡而數，舌光糙紅，腹滿臍突，濕熱傷脾化燥，先以宣濕培土為治。

黨參　半夏　青皮　白术　苡仁

木通 萆薢 山藥 芥子 茅根

二服脹減，再以北沙參、玉竹、熟地、燕窩潤燥，脹收而愈。喻嘉言

有燥症脹突之論，余嘗用潤藥皆效。

腹腫

玉書有好，出遠路，及遠歸，便泄溺少，前醫以溫中燥濕，繼用腎氣丸，

病更增劇，診脈沉遲，舌絳無苔，自述遠途冒雨，起見病初未曾

非因濕而起，濕化熱，以燥藥開達，全化濕熱，口渴，再食服，歷服

收，而今滑泄甚劇，繼因誤食麥食，遂復腫，用南方小麥爲湯

而上

熱之最。極能患病。濕病者係誠。醫家病家。皆當遵守也。用前

法清金化濕。

北沙參　前胡　防己　桂枝　滑石　通草

蘿白　桑皮　細辛　紫菀　蘆根

腫脹大減。溺多泄減。惟腰熱口乾。舌燥脈轉搏熱。燥象全現。

北沙參　玉竹　炙鱉甲　麥冬

生地　五味子　扁豆皮　地骨

兩進熱退。口乾未止。再去扁豆沙參。加生姜与五味同搗。藉辛

潤併津上化。渴乃止。濟之除。溺已清長。腫脹亦也。燥症比極危。

古人未嘗言及，殊屬缺典。蓋肺少清肅，失水精失衛，常道清濁為
腫，下注為濁，甚為溺也，因膀胱不化，利之反化耗液，溫補之能
助熱化燥，即是病上加病，至於攻導行水，意以傷陰劫液，更是
促死之法。常有導水而腫脹雖減，消者數日，繼腫即殆，腫症實即
百中鮮一。雖有肺脾胃三者之分別，為病大都又以肺病為要。
古人先腫後喘治在脾，先喘後腫治在肺，不知此定例之不依
也。肺氣不降，水絕化源，而絕肺胃二陰之竅之樞，非其清濁否已。
人身內外全精用事，猶萬物全藉天氣布化，肺乃外主皮毛，內
司氣，敷佈津液，合理百骸，人能保乃乾元而自盛，然金即可

五十七

長生久視，又何病之可畏哉。

久瀉面浮

程

祈女，便溏泄瀉已久，甚至滌滌腸鳴，面黃浮腫，肩臂不舒。培土固腎之劑，常進腎氣丸之類，漸至胸滿氣窒，後知不然，安然盡定危篤。余診之，脈沉細數，濇舌之黃，淡而光，枝葉何從，秋殺黃病之最重也。以脈之濇數，明是燥火為病，肺氣不肅，難御水精，膀胱不能任出，水溢為鳴，為瀉，再議濕熱之劑，助其炎上之威，故咳嗆難卧，胸滿不食，惟河間有燥邪蕃衍之論，如秋深金氣下降。水華書葉。與前人溫邊多表之說迥異。惟以格物至理。因以恪注淡之。先清燥火。

生石膏　南沙參　桑皮　薤白　芥子　細辛

知母　木通　杏仁　葦根　絲瓜

兩服咳嗽大減。但稍能納穀。耳尚不聰。細辛木通。加玉竹麥冬五味子。因生姜同攪。並能安臥。接進湯劑此。耳去五味杏仁。加金斛桑葉蟬衣。又去芥子桑皮。南沙參換北沙參。加茯苓扁豆皮穀芽枇杷葉。泄止腫消。加淡服。腳底浮軟和緩。總恬就愈。因丸藥調理。因夏月不能熬膏也。

北沙參　玉竹　桑葉　龜板　鱉甲　苡仁

麥冬　金斛　梨肉　蘆根　煉蜜爲丸

因卅有美性熾，症大畏，相因亦以前法獲效，但因誤食洋烟，助其肺火，喘平復作，脉細少神，血氣全敗，勢難久延，知噫。

瘕瀉

鄧

腹痛辦瀉有年，已十餘次，瀉暮寅熱痛，病已數載，屢醫不休。今去秋增咳嗽，少食，屢用溫中培土不效。余診其脉沉數而濇，濇脉主燥，用清潤法。

北沙参　玉竹　杏子　桑皮　蔞仁　桑葉

麥冬　蘆根　枇杷葉

二服咳嗆止，痛減，餘熱亦除，予加殊知，但嗽未止，蓋肺液耗極，

舌胎黃，極少津，雖去年大半經少潤澤，久虛之液，府非復正，但

此候邪為深之症，極易蹈常，家取當量意。

疝瘕

黃將　右腹素有結塊，發則痛極衝逆，今冬病甚，前曾投以疏肝理

氣破空為治，而外易藥，只處本方，沉香、檳榔諸品以圖順氣，見

又方

其使諸佐善作麻仁蘇子以利腸潮去吐嘔臭水味渴收腹大脹哭又以佐金清肝降逆遂去七日夜無片刻之安痛收下咽極惜哉次取逍遥方痊給余診左脈浮洪無力右手洪過於脹極甚無津滿腹痛極手不可近二便均閉症屬液虧濕極之餘新感燥邪外束以致樞關泄壅痛甚脹甚氣不流利故腹膨大燥邪傳腑，不能生水故脂竭肝無金制則令太過故吐逆相火害評於脹故得下焦濕熱擁翻上越空竅有升無降故成種種否象古謂任脈為病男子內結七疝女人帶下瘕聚瘕聚即男子之疝也諸疾環陰器屬肝經分野然能久踞不散必由陰虛筋急濕趙秉南園聚醵集患，再經外邪拘束，氣机遂窒，為痛，況適行經之後，血舍空虛，邪乃深陷，又不能早為扶元，內托屢投破耗，勢必危殆，因以柔肝緩急法為援。

桑葚　龜膠　鱉甲　當歸　木通姜汁炒

澤瀉　茅根　梨汁　藕漿

外因梨汁藕漿和龜膠頻進，是夜遂得痛緩，假寐數次，小便亦通，惟大便仍閉，右脈微弱，左手頗斂，前法加此內參、豬膽汁，以救肝枯，合開大腸，少佐元明粉，鹹寒達下，遂得大便通利十餘次，腹收脹滿，痛亦減，緊之處，時之手按有得痛安，否者下作燥邪引逆未逆之勢，以潤之和，以滋為愈。前法去澤瀉、猪胆、元明粉，加川貝、知母、麦冬。咳止痛微而進穀矣，脈亦浮緊斂，可冀就痊。痊癒之後，當宗丹溪陰虛濕熱為治，恐實邪怕從末治。然未男婦極多此症，喻嘉言亦有燥症膀笑之說，合之腫脹，余每以育陰收功。

李姓腹大如石，之堅而冷如冰，喘咳嘔吐。先用清燥救肺，咳吐止，再用大劑熟地膏單品服，以腹消而腫脹均愈。陰虛陽氣以化也。惟小便痛濇，陰腫少癃，陰虛濕熱不化下墜也。

生地　条參　阿膠　鱉甲　麦冬

槐米 當歸 茜根 棗肉

脹痛經不調

某女及笄之年，經期一月三至，脘腹脹痛，常苦梅核氣，咽喉間如茅葉種刺，即俗稱鬱氣也。由於宜屬溼熱化燥上升出竅，古人以氣病治之，十多不效。脈當沉數，舌苔黃膩，未及就診，先以苦辛宣泄參入清絡。

生石膏 南沙參 姜皮 歸尾 木通（薑汁炒） 苦丁

薤白 知母 細辛 豬肥汁 茜根 梨汁

三六

服五劑痛減，去細辛加當歸。再五劑痛止，而脘上緩矣。月經二
向之外，方去鬱氣全去，脈亦浮起，仍帶數，餘热未清，去木通石
膏，加滑石、薑汁炒黃連、鎮脹之，加萆薢勝木通宣濕热。久病覺
經遲來多，經期不調，每作脘痛，此治宜苦辛不拘多用，此亦有
故無損之義。經候若石膏尤穢物，初但濕热為文，似燥當用苦
辛，莫妙豬膽汁，少佐薑汁。女子宮海常虛，肝易化燥生風，陽亢
和於苦降。豬膽汁最能抑肝，不去膽而留多日不妙，膽液之力
也。人之肝燥亦藉膽汁以潤之，故取豬膽同類以濟之。抑之屬於
木，又屬水臟，以滋本源。腸燥便結之病，同潤藥投之，輒效有矣。

性久病色白今用猪胆汁拌荷葉蒸熟加杞辛潤滋華中和功
久滑之積又藉荷葉之宣發輕揚暢木升陽同猪胆以清之
所通因通用之義

月經腹痛

周妍
月事前後不一期前腹脹而痛頭眩食入脹作腹痛五六年
來知自孕育時肝虛化燥淋出脾胃液虧衝少化源因之不能帶
濕下行古來經遲屬寒經促屬熱之說猶之不驗皆由木風空
虛化燥之理濕熱釀患亦恒有之以今前論空色辨之食入腹

至

痛甚譫語，積熱因腸胃乾澀，一時難於運化，此症多燥少濕，
潤燥稍佐疏滌。
南沙參　玉竹　當歸　麥冬　薤白　[illegible]枳
鱉甲　桑葉　通竹　梨汁
數服後去玉竹，加當歸尾、豬脂，切碎食入，腹痛，梨汁極妙。梨汁
利，必取其通利而善潤燥，實不容已之品，虛者不可不用。

胎前腹痛　二則

汪　婦　妊娠腹痛下血，自服膠艾四物，痛極昏厥，余診脈數而澀，詢

知惡寒頭痛，口乾舌黃，知其燥邪觸動胎孕，病既有因，非安胎
之劑能安，必要邪去而胎自安矣。且燥邪最能損胎，况天
亢多旱，正屬乾燥之理，再因營血不足，又犯内燥，易招外
燥，陰脂枯易生火，古方費風者，當活血，劉姓婦胎動下血，余用清
燥潤血，法竟純和，去胎熱，而獲正產，亦用清燥為治。

南沙參　桑皮　木通　姜汁炒丹參　杏仁　薤白
當歸　知母　荊芥　蘆根

外進梨汁蔗漿，痛遂止，安和亦歸。次日復微痛，而胎墮，蓋因去
血已太過也。同日有卜姓婦胎動下血，用前法遂安，亦燥邪觸

六十八

動者也。無寒燥但柔潤滑之品最妙。膝腰皆和矣。艾葉性温熱，以其辛温動血，陰虚燥熱之藥，均當禁服。

許婦脈動，腹痛下血。

桑皮　藕白　丹參　當歸　滑石　知母

一服痛止，仍腹脹下墜，下血紅白相間。去丹參，加桔梗、芥子，竟以諸恙皆愈，而脈亦和，隨胎無有因，而係邪而病止愈。

產後腹痛

董婦產後腹痛，不便揉按，古稱兒枕痛，用山查行血，甚為合宜。

產後因去血太多，陰虛腸燥，枯急作痛，有塊之病，即腸寧也。景岳用養血法以養痛後者物。今因有熱者，當參以潤燥清熱為劑，痛止塊銷。

北沙參　柏子仁　蕤仁　杏仁

金當歸　陳橘皮　青皮　玉竹

脈案　婦產後腹痛，少腹有硬塊，前醫誤認寒氣滯於下焦，純用溫熱辛香理氣，痛更增劇，硬塊漸長，上刺胃脘，飲水進穀即吐，遂致絕食。已經醫換數次，診脈細軟而濡，舌胎蒼枯不榮，知其血虛化燥，腸枯乾燥成堅，非血瘀氣滯兒枕之證，大屬誤治，宜養營

未完

閻熇

生地 當歸 龜板 鱉甲 薤白 芥子

北沙參 蒼朮 梨汁

一服吐止，腹痛即除，舌胎未化，日仍作乾，陰虛不能化燥，再加芦根、麥冬乃瘥。古說虛則宜溫，原非定論，切勿執泥不化，誤進溫燥劫液，竟成勞怯，甚矣。云所謂見枕作痛，並無二病，宜亦因宜。虛化燥，清潤之品最妙。方中生地、當歸疊互調燥，生地之靜配當歸，苦辛性滑，最能養營，亦止虛痛。北沙參育陰清金，俾風木不能肆威上逆。鱉甲、龜板鹹以軟堅，疊陰以潛相火之炎。薤白

芥子辛潤流和机関不止痛蔘藥梨汁甘蔗汁陰不止吐肝善急急食甘以緩之故獲效如神

產後肝風痙厥

江抑產後煩惱驚駭越見遂致抽搐痙厥多汗有時火狂怒目直視勢極可虞前醫用高麗參以希止汗補虛自迷脫汗又佐以姜桂附子更加狂叫不休舌伸出口嚼破舌肉數處昏亂咬舌或叫手腳抽掣頭搖目突日夜無片刻之寧脈象弦中之躁危症備極閱前方一派剛藥液產雖之故致肝風為痙勉與

鮮生地　硃麥冬　石決明　川連姜汁炒　元參　羚片

蔞皮　蘆根汁　荸汁　蔗汁　梨汁　蘇梗

數服方得泄熱，仍另用如前五汁攪和頻服代茶。法意遂止，舌破裂、腔痛，用薑之散，白蜜調搽腔內肌肉。仍復如舊。初時舌破肉腐，實甚憂之，不意竟得痊愈，奇甚。去於要處不能，皆謂服涼藥已多，與月經幾此必致病。方擬附原寒宜即行，惟以情緒，予斥之曰：經熱而流通，寒而凝滯，原非定論，熱甚而液乾涸，或腑受熱邪而結，津液行空，脈不清潤，而兩塞亦須分別寒熱，病否，不可拘泥。有此損，要宜於指一端也。

腮腫齒瘻

王　脉前因雅疳腮腫齒瘻，口難開張，余以清剂兩服全愈。

生石膏　桑皮　知母　細辛　芥子　薤白

桑葉　木通（[illegible]）　歸尾　鮮三英　蘆根　梨汁

產後前患後背至面咽痛礙食，今代出為長，產后忌用寒涼，祇與平為斟酌退之。頸腫痛更甚，後延余診，脉動數，舌絳滑拙，三方少出，苔板薄不乾，頸旁結核，寒熱，余令服前方，腫勢稍減，更覺咽乾，產后血虛，陰虧難飲也，改用清補兩進。

七十一

鮮生地　石膏　麦冬　北沙参　當歸　芥子
桑皮　元参　猪胆汁　蚌水　芦根　梨汁

一服熱腫俱消^减^半，再進已銷大半矣。惟腮下結核未尽銷盡處，未能進飲食，皆緣未清，陰液未復耳。改方養陰全愈。此即述末滑楼風之類，切宜辛潤爲要。

鼻淵

吴聊頭痛，前寬流涕，時下感寒飲冷，病必增劇。此之患屬濕鬱，但脈象沉数，可知非寒之爲^烯^燥熾，即再須覺冷，未必冷之旨也。

北沙參　杏仁　蔞皮　薤白　芥子　桑葉

知母　木通（姜汁炒）　荷葉　葦莖

再診脈稍起加出不寧濕熱蘊肺蓋肺熱不能佈津液被煉出

空竅俗稱腦寒古方多用辛夷蓽茇治之然二藥皆辛溫也

猪膽汁姜汁佐用治鼻淵者物性同然也鼻濁氣薰肺肝熱熾

上薰腦液長流故名頭腦空痛用猪膽汁浸荷葉曬乾為末以

清補肺金葉調服神效古法以腦寒治之相左已極鼻淵是熱

病以溫故用荷葉膽汁暖脘取其和胃又取溫物為乾之說

外且藕乾物輕揚上達巔頂以清之久延成虛以八仙長壽丸

七十三

可用

目赤口瘡

季　不飢少穀鼻窒不聞已久以摩目赤而脈象細濇而數症由肺
熱氣壅故鼻塞不通久鬱已化燥氣鼻淵濁涕熱否未燥熱至
此有間目赤口瘡究燥外侵先治究卹

北沙參　生石膏　麥冬　蘇子　桑葉

細辛　知母　蘆根

發脈金氣今秋後燥邪目赤生翳唇焦皆緣陰虛也加生地黃

冬或春令觀目留多有燥痛不可不知從因氣惱傷肝脇痛

北沙參　金鈴皮　石決明　知母　麥冬　姜皮

生苡仁　姜木通　扁豆皮　鮮斛　梨汁　蘆根

數劑鼻通嘔殺全愈口糜多有濕熱醞釀故參以滲苦辛為佐

痘　二則

黄女六歲發熱一日面部隱隱痘粒腹痛甚劇煩渴尤甚無汗初

之室前醫用荊防葛芥查肉枳一派發散消導不應痘甚稠密

且兼腰痛謂是毒伏宜內托深恐腸胃亂為極力推薦令父因命

七十三

日昔十二證之見症用攻之瘟治先從便來白遂強扶不敢服
余見其面部頰下粒隱而顴額全無其父云初見兩顴均有服
藥後乃伏余曰今年瘟症多腹痛此因去年天寒而乾冰雪多
日燥與寒搏今溫氣外升不得兩和拒隔於中然燥邪為主
治當先理燥邪肺氣一展而熱亦化參以附之治法一併救解
或從建中熱毒發定俟之時日早為攻下以分寒熱之勢殊不解
瘟屬燥邪宜用苦燥之品以燥助燥寧不為害此我希況時云
毒氣定但用藥又伏仍要攻下設以通套之法表裏混治未為
妥援先受藥害矣此中遂害建中不得辭其咎也余用安本飲

焙法加減外合甘露飲和劑

南沙參　麥冬　桑皮　牛子　薤白　桔梗

芥子　知母　歸尾　石膏　芦汁　梨汁

芦根

一服兩痛止，瘧現頗有夾夾斑之處，再加元參、蟬退，斑起神安，但

解色欠鮮活，去蟬退、石膏、元參、桔梗，加生地、麥冬，色漸鮮澤，但

兩顴嫩紅不退，知其濕熱鬱蒸，停生地，加薑汁炒木通、南沙參、橘

北沙參、玉竹，用半夏以宣中宮，次日全起矣，兩頰猶欠光澤，改

用添然復生湯

七十四

原書此處缺葉

大生地三錢　肥玉竹一錢半　生首烏三錢　橘葉三錢　姜蠶一錢　鉤藤一錢
北沙參一錢半　大麥冬一錢半　當歸三錢　查肉華　白芷一錢　蘆粿
梨汁　茅根　晚米

二
初得水行從滴金石肉湯藥當乘時而勿藥矣兩年身瘡疹類
此甚非及斑疹表出腸爲大痛前法輒效嘗者陳姓四歲稍已
成人皆以腹痛之瘡爲一時之非死而痛後不能醫之不自決
致傷人命如此可惜可歎
朱究出瘡四朝色暗不起腹痛不食舌有灰胎前醫以傳食攻其
余知其恐爲橫遏閉

生石膏　南沙參　桑皮　薤白　蒡子　木通姜汁炒

归尾　知母　牛子　蘆根　芦汁　梨汁

加蜜已非瘧熱痛止厥脈亦少且加玉竹元參瘧即罷饒有時作

受濕熱上蒸也去石膏木通加姜汁炒川連於半夏草均愈勿

藥矣瘧疾屢無極外能流之害但補劑燥劑之輕重元氣之厚

薄濕邪之殘與否餘無他法知此二案瘧疾補正未詳載於補

於此

七十八

壽命無窮八卷（卷一至二）

不著撰者
清抄本

壽命無窮八卷

本書爲中醫醫論著作，約成書於清末。不著撰者。據本書卷首所載内容，當爲崇信道教之人。全書共八卷，卷一首載與道教養生有關的玉京仙譜十一節、固元仙丹二方，其後直至卷八爲泄瀉、痢疾、内傷、痰飲、中風、痹症、心痛、脅痛等内科病證以及傷寒、春温等五十四門諸病。每門下，先載醫論，詳述病證的病因病機、治法方藥等内容，後載醫案予以印證。全書共載醫案約五百二十八則，每案皆詳其證因脉治，處方用藥頗有法度。

壽命無寧

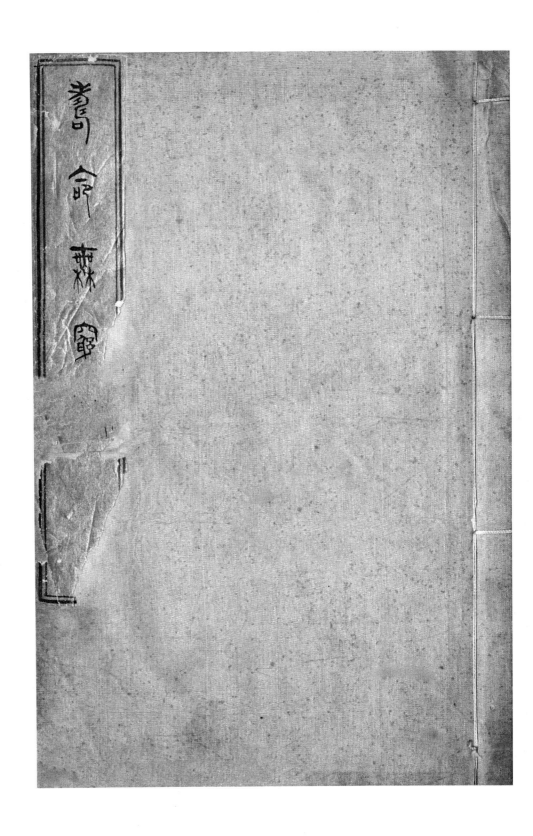

壽命無窮總目

卷之三

卷之四

卷之七

卷之八

夢遺精滑門附陰陽脫　辨案十二則

赤白濁淋門　辨案七則

度世津

玉京仙譜

丹田曲水大江隈渺渺層陰展未開萬頃波濤連地湧一時真
液自天迴山吟虎子蛟龍起雲滿中庭金藥來莫道蟠溪多苦
滯此中尚有濟川才

本是儒宗亦道宗闡揚造化發玄通一點靈精藏枯落變今反
古潑流融格致誠修時序到神圓機足永蒼穹山林別彼塵囂
味市井潛形可步松閉户先生人不識敦行留待後民宗追余
唐日干戈擾携妻撥子食岩隴幽然却與春風會忽悟寄生事

不空丟了昔年文學士世人叫我一仙翁諸君實地多埃岸先
聖名賢仰止踪何須尚那虛空寂彞倫日用學庸中方寸繼之
弥合內道心繼緒在兒童
渾沌初開盤古生天地與人爲三才日月星辰分七政金木水
火土五行無極生來是太極太極變出名二儀人自受形即天
地兩目燎然日月明身中還有崇五嶽河似眼來海似口一頭
鬚髮是天星指使手足如雷電汗吐便如雨露霖此中五德最
爲尊七情從此便分生中天有個周公旦制禮作樂縛人身周
末有個孔大聖註書立說挽天心吾道雖云是玄冥不過彞常

日用親疇說銀錢沒處使那云妻小可割分若把此情放得淡
便是神仙立・腳真瞑目玄心須要學耳聰納息也須明安神吞
氣爲第一去火收回事不輕肯把百川歸大海蒼龍從此便飛
騰外工內工總一樣不要勞神不損形
元神聚散復何常覓得玄機我也狂且言箇中真消息左右逢
源何所防莫謂元神那處得相彼白雲來彼方離坎二宮顛倒
頃不比尋常水火行那時花從顱上放龍從水裡樂洋洋此中
玄妙莫多談仔細工夫去打穿益精愈容非粗易十戒關頭要
揣摹白鉄從來枯白骨黃濃只剩那黃坵紅粉自古多薄倖勸

你書生休去親

世人何不學安閑展蓆科頭自在眠那管滄田曾幾變惟庸一

瞬過長年喚手執珊瑚驅野牛隨牛蹈雪遍春遊縱使回陽增

幾線怎得憂人幾度憂

山窮與水窮歎吾生兮終空倦飛鳥怎不乘着風困池魚難卜

能見夢有朝卧守分春也那能勾身到遐蓬

風晴雨露天也出息默運人也人事既盡天真復還試觀月到

天心處風來水面時風水能隨天地亘千古者其理一貫可去

悟來

金金火火火中金鴻羽何曾長一莖内外修工鉛汞下黄丹白

液土呈金

不作皷腹民何期腦滿盈血消氣息後精聚便神凝湧泉起脉

尾閭迎直到崑崙返液瀛玉枕泥丸齊夾脊丹田影現自飛昇

不從火裡得還向水面尋水火覓着了我也拱手迎五行顛倒

術二儀錯落經

春日春山春水明無邊生意自行新金生熘火木生水参透生

生大道成

鉛汞有方奇偶有定子縁母産胞胎裹孕兑龍牽轉艮虎應還

端坐蒲團月窩圍團麥脚白雉頭紅苗青生意濃悟得着理相通

固元丹

大何首烏四兩銅刀切塊用壯盛人乳浸九蒸九晒白浄佛手當歸身四兩用牛乳浸蒸晒乾紅鉛四兩秋石四兩四味共一觔焙燥爲細末忌鉄器細布褁之再用朮米三升浸一宿甑蒸将藥埋甑内飯熟冷定取藥出将飯用瓶造酒再将藥丸成三百六十粒以按一年之數每日酒送一丸總節飲食寡聲色爲上此内治也紅鉛秋石其性鹹温無毒何首烏性苦濇微温無

毒當歸性甘辛温無毒尚滋腎水養丹田返本還元歸根復命安五臟潤三焦消痰欬退骨蒸軟堅塊却百病補虚勞冷疾小便遺數漏精白濁悦容顔壯氣血添精髓多子嗣明目清心延年益壽返老還童神効無比

胡麻交姤丹

取交藤母頂大成形者不拘幾箇用銅刀切小塊将細瘦黒料荳淘净坭土煎汁浸蒸晒九次再用人乳亦浸蒸晒九次焙燥磨為細末用軟柴胡四錢明天麻四錢銀鍋煎汁濾清用朮米淘净磨粉将胡麻汁同米粉煮糊入藥末和均搗為丸每日清

晨用人參湯送下五六錢忌鉄器是爲乾坤交姤胡麻丹此藥
本名交藤毋因何首烏服而得名也唐元和七年茅山老人遂
傳此事李翱乃著何首烏傳云何首烏者順州南河縣人祖名
能嗣子名延秀能嗣本名田兒生而閹弱年五十八歲無妻子
常慕道術隨師在山一日醉卧山野忽見有藤二株相去三尺
餘苗蔓相交久而方解解了又交田兒驚訝其異至旦遂掘其
根歸問諸人無識者後有山老忽來示之荅曰子既無嗣其藤
乃異此必是神仙之藥何不服之遂製爲末空心酒服七日而
思人道數月似強健因此多加常服經年舊疾皆痊髮烏容少

十年之内即生数男乃改名能嗣又與其子延秀服壽皆一百六十歳延秀生首烏首烏服藥亦生数子年一百三十歳髮猶黑有李安期者與首烏鄉里親善得此方服其壽亦長遂叙其事傳之云何首烏味甘苦濇微温無毒補益血氣黒髭髮添精髓長筋骨悦顔色久服多子延年益壽百病皆除柴胡味苦平無毒善能和解散邪最易生發元氣天麻味辛平無毒能通血脉開竅輕身延年服食無忌故用二物爲使則補益得力也此藥流傳雖久服者尚寡嘉靖初邵應節真人以七寶美髯丹方上進

世宗肅皇帝服餌有効連生
皇嗣於是何首烏之方天下大行矣若能採取似鳥獸山岳人形
之狀服之一年顏如童子行及奔馬如有三斗栲栳大者號山
精得純陽之體久服成仙

壽命無窮卷之一

泄瀉論

泄瀉之症其類多端諒由飲食所傷者多復有雜合之邪皆令暴注泄瀉經曰泄者如水之奔泄行而有聲謂之泄瀉者如水之傾瀉來而流利無聲自行謂之瀉泄則脾干乎胃也瀉則胃干乎腸也夫泄有五有溏泄有鶩泄有飧泄有濡泄有滑泄是也溏泄者大便尚稠漸下污積粘垢或腹中痛此濕勝而兼熱也鶩泄者所下澄澈清冷小便色白如鴨糞然或腹內刺痛咽下清水乃濕兼乎寒也飧泄者食後則腸鳴腹急水穀不化盡

下所食之物則寬快不食則無恙此胃寒而脾不運乃濕兼乎風也濡泄者體重軟弱糞若水行而有聲此濕勝而兼寒也經云濕勝則濡泄滑泄者大便不禁由脾弱而滑脫清氣不升所致此爲五泄也蓋瀉有六有脾瀉有胃瀉有腸瀉有瘕瀉有洞瀉有食積瀉也脾瀉者腹脹而嘔吐寒濕損乎脾也胃瀉者飲食不化瀉下黃色乃胃中有寒故不能容穀不待傳化而即瀉也腸瀉者瀉多疼痛由脾氣不利陰寒留滯於大腸之間而作瀉也瘕瀉者欲便不便後重窘痛由濕熱蔭積故二便不利氣滯有動乎火也洞瀉者肛門不禁隨屁而流出此因口食生冷

腹受陰寒之氣而瀉也食積瀉者腹中痛甚而瀉瀉後痛減由中氣不足食難消化積滯於腸胃之間而然此爲六瀉也然亦有或瀉或不瀉或多或少者痰也亦有肚腹疼而泄瀉四肢冷者脾胃之氣寒也亦有五更泄瀉者屬腎氣之不足也大抵泄瀉而小便清白不澁者爲寒色赤而臭穢者爲熱亦有完穀不化而色不變吐利腥穢澄澈清冷小便清白不澁身凉脉遲或緊者寒也穀雖不化而色變非白煩渴小便黃赤脉數或洪者熱也寒泄而穀消化者未之有也或有火性急速傳化失常穀不化而飱泄者有之矣仲景云邪熱不殺穀然得濕則飱泄也

善治者當分新久虛實新而實者宜利小便消導佐之稍助脾胃之氣丹溪曰瀉多由濕惟分利小水最爲上策此因其水濕之氣勝而爲暴泄之病小腹脹滿水道痛急者用之無不相宜久而虛者宜補脾胃而健運爲主少佐以利水之味或升提其清氣或壯其腎火或益其真陰虛則補母之法也若脉虛氣弱陰衰口乾水渴而不喜冷者不可利也蓋本非水有餘實因火不足本非水不利實因氣不行夫病不因水而利則愈亡其陰瀉因火虛而利則復傷其陽若因濕而不利則陰陽兩有所傷倘不察其所病之本專攻其末而速其危則多矣

泄瀉辨案

有人長年作瀉五更時必痛瀉二三次重則五六次至日間又不作瀉兩尺脉沉遲無力足太陰脉又弱人以爲脾胃之虚寒也誰知是腎與命門之虚寒乎此等之病先從脾胃虚寒而起乃久瀉亡陰脾傳入腎苟腎中之火不衰脾即傳腎久之而腎氣旺原能傳化而自愈惟其命門火衰不能蒸腐水穀脾遂傳水濕之氣於腎而腎不能化水濕於膀胱反走大腸之道而不返矣五更乃亥子之時也其位在北正腎水主令之時水寒而火不能温其膀胱水濕無從分利直趨而大瀉矣此等之瀉即内

經所謂大瘕瀉也用止水之劑反不能止必須用補水之味使亡陰者速生尤須於補水之中兼補其火火旺則陽旺陽旺始能攝陰也方用填坎湯山茱萸五錢茯苓五錢巴戟天三錢肉桂二錢車前子二錢北五味二錢人參二錢芡實五錢白朮炒五錢水煎服一劑瀉輕再劑瀉又輕連服十劑五更不作瀉也此方脾腎兼補又是分利止瀉之藥又得肉桂以溫命門之氣則膀胱易於化水寧復走大腸而作瀉哉又方用補腎分利湯亦妙原熟地黃砂仁末拌炒鬆一兩山茱萸五錢懷山藥五錢北五味二錢破故紙炒二錢製附子二錢白茯苓四錢萊菔子

炒二錢建蓮子去心炒五錢水煎服

有人腹中大痛手不可按一時大瀉飲食下喉即瀉完穀不化勢如奔馬不可止抑頃刻之間瀉數拾次一日一夜約至百次死亡呼吸脉極洪數而弦浮按之無力此肝經風木挾邪而大瀉也其病得之夏日貪涼向風坐卧將暑熱之氣遏抑不宣藏於脾胃之内一過秋天涼風透入以尅肝木而肝木之風不能外達勢必尅制脾胃而脾胃之熱遂與風木相合將腹中所有之水穀盡驅而直下邪居其中而作痛其勢甚急脾胃欲止而風木不肯止脾胃欲閉而邪熱不可閉下焦之關門大開上焦之

闌門難闔所以食甫下喉不及傳化而即瀉也治法必須急救脾胃之氣而後因勢利導之平肝木之品佐之然非多用參苓藥餌遲速補救則不能挽其正氣鮮不立亡矣方用逆挽湯人參一兩雲茯苓二兩大黃五錢白芍藥一兩川黃連三錢黑山梔三錢甘草三錢柴胡一錢水煎服一劑腹痛除瀉亦頓止此方用人參以固其脾胃之陰陽則元氣不至於驟脫得白芍柴胡以平肝而祛邪又可以和解之能不致有尅脾之患然最奇在用大黃也蓋此瀉乃火留於腸胃非用大黃迅逐則火不遽散水不盡流然徒用大黃不用黃連梔子則火邪甚熾盤踞於

斷澗曲溪一時未必盡除三味並用則大小經絡之間無不立刻解散又益之茯苓以分清濁且是健脾開胃之藥則水道通利土氣自堅必無沖決摧崩之患更慮過於迅逐邪去雖速未免傷損腸陰又佐以甘草之和緩以調劑於遲速之間使人參易於生發元氣所謂剿撫並用自然風息浪平水歸故道平成立奏也

有人口渴飲水忽然大瀉一日或十餘行或數十行晝夜之間瀉至數百次完穀不化直下無留左尺脉微弱陽明胃脉亦無力人以爲火瀉也誰知是腎水不足以濟火乎夫胃爲腎之關胃

必得腎水以相濟腎水一虧胃火必盛而內火無資自索外水以相救然外水只可少止上焦之炎而不能竟助下焦之虧故外水入而腎不受夫腎與膀胱爲表裏致膀胱亦不納水無從而化乃直走於大腸而作瀉也論其治法自宜急救其標然而徒止其瀉不急救其腎水則亡陰立盡何以制火以存其胃氣然而命門之真火亦不可置之於不問也膀胱若無真火相温安能滲水以止瀉乎方用生陰止瀉湯山茱萸五錢大車前子三錢茯苓三錢白芍藥五錢肉桂心三分白朮炒焦三錢甘草一錢懷山藥五錢薏苡仁五錢水煎服一劑瀉减再劑瀉又减

三劑瀉全止矣此方純是補腎補胃之藥非止瀉之劑也然而止瀉之妙已存於補陰補陽之中蓋陰陽得和而瀉即止也倘作胃虛有火治之亦能止瀉然下多亡陰雖止瀉於一時而陰虛何能驟復莫若用此方之妙哉又方用存陰全胃湯原熟地黄炒鬆一兩懷山藥五錢白茯苓五錢大車前子三錢白术炒焦三錢甘草一錢澤瀉二錢肉桂三分建蓮子去心三十粒水煎服亦妙

有人終年飲酒不知禁忌逞醉入房過於泄精久則脾腎之氣大傷變成水瀉一感風寒遂大瀉不止如溏如積脉甚小而緩人

以爲酒濕損其脾也誰知是酒濕傷其腎乎夫脾乃濕土最惡者濕也而酒又最濕幸酒性大熱而脾亦喜熱濕熱相合則脾不甚傷無如人借酒氣之熱以助其命門之火鼓動其焰以搏久戰之歡究之熱不可長恃精不能堅守興闌精泄火息而濕留於腎宮矣夫五臟六腑之水皆賴腎火以化之也而腎中有濕則火去而濕存長年相伴歲月既深真火日衰邪濕轉盛腎不能久留仍傳出於脾前酒之濕未去新酒之濕又來於是濕盛而熱亦盛脾不受熱之益專受熱之害故經年經月而作瀉也治法必須大補脾腎之陰而後解其濕熱之邪則久瀉可止

也方用解酲止瀉湯白朮炒三錢山茱萸三錢茯苓五錢柞木二錢川黃連五分白芍藥三錢神麯炒一錢五分川附子製一分水煎服此方脾腎雙補之藥也用柞木黃連神麯以解酒毒用白朮茯苓以健脾而消濕用白芍藥以斂耗脫之陰用附子一分引羣藥入腎以掃蕩濕邪而非助命門之虛陽也用山茱萸以補腎中之真陰但此方必須多服爲佳蓋酒濕之瀉甚難建功以濕熱入腎最不易出或十服之後改湯劑爲丸朝夕服三月可以全愈又宜節慾戒酒之易痊耳

有人無端一時作瀉腹痛不可止面青唇黑幾不欲生肛門之邊

究如刀割大瀉傾盆痛極脉伏人以爲火邪之瀉也誰知是受毒而作瀉乎夫毒必有所由來非漫然而作瀉也或食瓜果或飲凉水或斟隔宿之茶或吸露天之酒或遊神廟陰寒之地或探古洞幽暗之方或貪卧於濕處或加餐夫樹間或饕牛羊自死之物或吞禽鳥難化之肉或食鮮菌之類皆能受毒而作瀉雖毒受於腹中瀉出於腸外非必死之症然腹疼欲死烏可無藥以救之耶治法於解毒之中而輔之瀉毒之品因勢利以導之更神方用化毒神効丹生甘草五錢生大黄五錢牡丹皮五錢當歸一兩雷丸三錢蒲公英五錢水煎服一劑而所中之毒

無不盡出而愈不必兩劑改用四君子湯調理而元氣自復矣此方用生甘草蒲公英以解毒合之大黃雷丸則祛毒而無停留之患又得當歸丹皮以助其行血逐穢之功又不損腸胃之正氣非孟浪以用之也又方用雷轟驅毒丹亦神雷丸二錢紅花二錢生甘草五錢白芍藥五錢車前子三錢澤瀉二錢猪苓一錢五分茅山蒼朮炒三錢水煎服如受陰寒者加附子最妙

有人面黃體瘦善食易饑不食則痛日以爲常一旦大瀉連蟲而下如團如結血裹膿包脉或滑或動或長或短或促或伏此蟲瀉也然蟲之生也生於濕熱蟲之養也養於水穀善食者蟲食

則易消易饑者蟲饑則易餓也不食則痛蟲無食以養則嚙人腸胃歲月既久蟲以生蟲竟將腸胃之間變成巢穴飲之食之而不肯散團結包裹何肯遽出哉且所用之飲食供蟲而不足何能生津化液以養五臟六腑乎自然臟腑之氣衰何能消化則水穀停積易愈生蟲因受寒涼之氣胃中不和而蟲昔無藏身之地偶將熱湯熱水乘機下逼而大瀉一蟲既行衆蟲無止遏之勢成羣逐隊團結於膿血之内隨瀉而下也治法乘蟲之遷徙而大下之則腸胃無留餘之蝕然而下之過甚必至損傷脾胃於攻之中而用補則正氣得養蟲亦盡除始爲兩益之道

也方用掃蟲湯人參二錢白术炒五錢大黃二錢白薇二錢百部二錢甘草一錢烏梅三箇水煎服一劑大瀉蟲盡出矣不必再劑服此藥後用異功散調理而安夫此湯雖曰掃蟲實補脾胃以助五臟六腑之生氣腹中生蟲至於如許之多其傷損脾胃者非一日矣似宜單補而不用攻然蟲旣大出不用攻蟲之藥惟用補脾胃之劑則脾胃之氣回而蟲亦回矣反留爲日後之患故因其自出之時卽用袪蟲之藥蟲不敢貪補而留連也況攻之中仍有補劑雖瀉蟲而不耗眞氣是攻補並用且善後得宜安有不收全功哉又方用追蟲逐正丹人參二錢白术炒

五錢史君子肉五錢川黄連一錢百部二錢檳榔二錢甘草一錢枳殼一錢雷丸一錢水煎服亦神妙

有人臟腑不調久瀉不愈脾胃脉虚濡惟肝脉甚大人以為洞泄症也誰知是木乘土位濕氣下行之故乎夫肝屬木最能尅制脾胃然而脾胃之土旺則肝木不能尅制木平則土不受尅惟肝木既旺而土又過衰則木來尅土而土之濕氣與肝木相合而瀉無休止其病大約得之怒與謀慮者居多大怒則肝葉開張過於謀慮不決則失於剛斷而躁妄之念生皆能使肝氣之鬱悶於是肝木之氣不能發泄必致乘脾脾本惡濕之侵又畏

肝之鬱氣不上升而下降遂致成瀉夫人之怒氣不常而謀慮無已肝亦烏能平而瀉又烏能止乎治法平肝木以利水濕則瀉可止也古人有用上涌之法而効者有用下泄之法而亦効者然皆非善法也方用平肝止瀉湯白芍藥炒五錢白茯苓五錢白朮炒五錢香附製三錢砂仁一錢水煎服一劑肝氣平二劑洞瀉止三劑不再瀉矣此方用白芍以平肝用白朮茯苓以健脾而去濕更加香附砂仁以理氣而開鬱使肝氣和不去刑土而脾得所養無畏於肝木之鬱況脾中之濕去則土燥而無波可興何能作瀉乎奚必上涌以傷氣下泄以損陰用劫藥以

制勝哉又方用調脾舒肝飲白芍藥炒五錢白茯苓五錢白朮炒焦五錢甘草炙一錢廣陳皮一錢神麯炒二錢白荳蔻去殼研三粒水煎服亦效

有人侵染鬼魅一旦大瀉脉皆沉伏此陰寒之氣侵於脾土夫脾屬太陰本是陰臟然陰中有陽則脾土運行易於變化無復有過濕之虞是太陰濕土全藉腎中至陽之氣以變化之也若鬼魅則至陰之氣也相接至久則至陽之氣皆爲至陰鬼魅所盜陰中無陽何以消化水穀況鬼魅者陰邪之氣也陰邪之氣盛由於正陽之氣衰正不敵邪則陰氣更勝陰勝則陽微瀉何能

止乎治法非補陽以去濕則邪氣難散非助正以消陰則瀉無底止也方用消陰止瀉丹茅山蒼朮去毛米泔水浸一時切片炒五錢白朮土炒五錢川附子製一錢乾薑一錢懷山藥五錢硃砂水飛五分水煎服連進十劑不特瀉止而精神亦健鬼魅潛藏矣此方用蒼朮硃砂以祛陰邪而燥濕用白朮補正氣而健脾胃用薑附以驅寒而生陽足矣何又加山藥補陰之多事乎不知人爲鬼魅所侵不惟陽氣消亡而陰精亦必暗耗加入山藥之補陰者補真陰之精非補邪陰之水也況真陽非真陰不生今補其真陰之精正所以補其速生陽氣耳況陽得陰而

善附又無太勝之虞反能助正攻邪以出奇也又方用逐魑丹
茅山蒼朮米泔水浸切片炒去毛五錢乾薑八分高良薑一錢
雲茯苓八錢甘草一錢肉桂去皮一錢管仲三錢懐山藥五錢
水煎服亦効

痢疾論

經曰夏傷於暑秋必瘧痢暑傷氣分則痢白暑傷血分則痢赤赤白兼下氣血俱受病也又云赤自小腸中來白自大腸中來小腸心之腑心之色赤故其色亦赤大腸肺之腑肺之色白故其色亦白內經謂之腸澼古人謂之滯下雖有赤白之異豈無寒熱之分其病多因夏令受暑熱之氣與飲食之濕氣或生冷之寒氣伏於腸胃之間至秋陽氣下降則積滯亦墜下而爲痢矣若大便窘迫後重裏急數至圊而不能便腹中疼痛或赤或白或赤白相襍因肺金之氣鬱在大腸之間蓄滯不散濕熱內

甚所至又有下痢純鮮血者熱毒入深煎迫其血故也又有下痢如荳汁色者乃濕勝而不能分利也又有下痢色如魚腦者因脾虛不能健運爲陳積所傷滑脫而不禁也又有下痢如白膿者虛坐努責而出氣受熱邪積滯留於腸胃之間而爲痢也又有下痢如鼻涕凍膠因臟腑之氣虛損重墜而滑脫也又有下痢五色相雜者盖脾胃爲水穀之海無物不受當兼四臟故五色之相雜五臟俱受病也又有春受風邪着於腸胃至夏爲痢經云春傷於風夏爲後泄腸澼又云虛邪之中人也留而不去傳舍於腸胃之間多寒則腸鳴飧泄食不化多熱則溏出麋

又有脾經受濕初爲水泄虚滑身重微滿不知穀味久則變爲膿血又有寒積爲痢者多因暑熱酷烈過飲氷水多食生冷瓜果熱爲寒鬱積滯不行而爲痢也又有氣滯成痢者氣鬱於久不能發越以氣滯成積積與濕熱之邪相合而成痢也又有飲食不節積滯爲痢者多由饑飽失時恣食辛熱寒涼之物或忍饑而受邪皆能傷其胃氣胃氣一傷脾不能運化傳送失常遂蓄積停滯而爲痢也經曰飲食不節起居不時者陰受之陰受之則入五臟䐜滿閉塞下爲飧泄久爲腸澼此爲食積痢也又有上下傳染而患疫毒痢者初得時先發寒熱忽頭疼壯熱思

入涼室思喫冷水狂言狂走渾身肌肉疼痛手不可着忽下痢或赤或白或赤白相雜最難痊可此係歲運所秉其年春夏之間多有寒肅之化陽光少見寒與熱氣交争所以先發寒熱水火相犯血變於中所以多下赤痢如莧菜色者寒邪犯心最爲重病白色者尚輕赤白相雜者氣血相等寒熱之氣相搏耳又有痢疾經年累月愈而復發多因兜住太早積不盡除或因痢疾初愈而不善調理以致時止時作此爲休息痢也又有痢疾不能納食或湯藥入口隨即吐出俗名噤口痢也又有邪留胃氣伏而不宣脾氣澀而不布故嘔逆而食不得入者又有陽氣

不足胃中宿食未消則噫而食卒不下者又有肝乘脾胃而發嘔飲食不入縱入亦反出者又有水飲所停氣急而嘔穀不得入者又有火氣炎上內格嘔逆而食不得入者又有胃氣虛冷脾土亦弱惡聞濁氣而嘔逆食不得入者當各從其所因以爲治凡痢證初起形氣尚强脹實堅痛者可速去其積滯積滯去則痢自止此通因通用痛隨痢減之法也若煩熱喜冷脈實腹滿或下多純紅鮮血者此因其濕熱內熾急宜清凉利導治之若痢疾經久未有不傷其正氣者但有傷陰傷陽之分傷陰者精血脂膏悉從痢去多有煩躁熱渴之候治宜亟行清潤以養

其陰傷陽者脾腎元神悉從痢散多有滑脱厥逆之患治宜亟行温補以回其陽總之暴痢多實久痢多虚滑脱多寒濇滞多熱厥逆多火至若痢多純紅或如塵腐色或如屋漏水或如竹筒注或大孔開而不收唇如硃紅脉皆洪大此因臟腑已損血氣俱耗卒難治愈臨證當宜察之

痢疾辨案

有人夏秋之間腹痛作瀉變爲痢疾究如魚凍久則紅白相間診肝脉沉實脾脉微弱人以爲脾胃之濕熱也誰知是肝氣之乘脾土乎其病起於夏秋之間寒熱相雜肝遇凉風則木氣不舒

上不能宣必至中犯脾胃而脾胃之中本受暑邪伏藏於内與肝木之氣相合而不散正不勝邪難容水穀腹疼而作瀉矣瀉久糟粕已盡脾乃傳肝木之氣於腎而腎見其子之氣乃相助而作惡忘其自損母氣也紅白相間者肝不藏血而紅見腎不藏精而白見也惟是肝内之血無多腎中之精有限何以能綢繆不斷如水之傾如泉之湧也不知六腑畏肝木之横五臟助腎之乏交相成之也治法急平其肝氣之横少佐祛穢之藥則肝氣不降而腎氣頓收不必止痢而脾胃之土自健脾胃既健何痢之不愈哉方用平肝自止湯白芍藥炒一兩當歸身白色

者土炒五錢梔子炒黑二錢枳殼一錢車前子二錢炙甘草一錢白扁荳炒五錢建蓮子三錢水煎服一劑痢輕再劑痢又輕三劑全愈此方全不去治痢但去平肝助脾而痢自止蓋痢之來也始於肝氣之滯感微邪而成痢本乎脾胃之病重於平肝而痢痊何也不知平肝則肝氣不横衍而脾胃自能健運烏有再尅者乎今人但去治脾胃而不去平肝木所以痢不能遽止耳又方用平肝和腹湯白芍藥炒一兩白當歸身土炒五錢枳殼一錢廣木香八分厚朴炒一錢炙甘草一錢荷葉蒂三箇水煎服亦神効

有人夏秋之間先瀉後痢腹中疼痛後重之極不痢不可欲痢不得口渴飲水小便艱澀小腸作脹脉緩小而數人以爲火邪之重也誰知是濕熱之盛乎其證得之夏傷暑熱亦因飲水過多熱雖解於一時濕熱之氣每留於腸胃之間迨至秋天寒風襲於皮毛熱氣秘於臟腑於是濕欲下走而熱氣阻之熱欲外泄而金風閉之雖是濕熱相合實由濕熱相爭濕熱原非好相識也況熱不可以長居濕不可以久留熱不泄於皮毛則氣乃閉澀故疼痛後重之症作耶濕不走於膀胱則水道艱澀所以欲痢不痢小腹脹也治法宜分解其濕熱之邪俾濁者趨於大腸

清者入於小腸不必用澀藥以止痢矣方用分濕解暑湯車前子五錢川厚朴炒一錢五分川黄連一錢甘草一錢枳殼一錢檳榔一錢飛滑石二錢荷梗三寸水煎服一劑後重除二劑疼脹止三劑口渴解痢亦全愈此方用車前以利水用黄連以清熱用厚朴治脹以分清濁餘則止穢去滯調和於邪正之間以解紛爭也况藥有君臣佐使既用之攸宜安有不取効之捷哉

又方用二黄除痢湯亦効建澤瀉二錢車前子五錢生大黄二錢檳榔一錢五分水飛滑石二錢川黄連一錢甘草一錢水煎服二劑全愈如初起用此方亦甚相宜

有人受濕熱之氣而成痢大渴飲水飲後又不甚快心中懊憹小便不利紅白相間似膿非膿似血非血氣口與右關脉細數此乃暑熱與濕氣未解之故乎夫濕熱之極始成痢疾但其中有濕輕熱重熱輕濕重之分耳如此等之症明是濕熱兩重之痢單消水則熱存而水難降單清火則濕在而火難除必須用兩瀉之法使熱與濕俱不能獨存也然而瀉熱必致傷陽瀉濕必致傷陰治法必於補陰之中佐以瀉濕熱之品則陰既不虧陽亦無害若純瀉之既能損傷陰陽則補陰亦宜補陽矣何僅補其陰即能不傷其陽也不知陰陽原兩相根也瀉熱之藥仍走

於大腸之内雖損其陽仍損其陰也今補其陰則陰不傷矣何害於陽乎此補陰之所以不必再補陽耳方用滋陰止痢丹白芍藥炒五錢當歸五錢生大黄一錢五分車前子三錢檳榔一錢蘿蔔子炒一錢五分水煎服一劑膿血减二劑懊憹除三劑口渴解而痢亦全愈矣此方奇在大黄與蘿蔔子並用逐瘀濁實神清濕水甚速用之於白芍當歸之内補以行攻有攻之益而無攻之失也又方用攻補兩宜湯製大黄三錢白茯苓五錢萊菔子炒一錢五分白芍藥炒五錢厚朴炒一錢枳殻一錢澤瀉二錢水煎服亦妙

有人濕熱之極腹痛作痢上吐不食下痢不止至勺水難飲胃中悶亂脉大而浮數人以爲噤口之痢也誰知是胃中被濕熱之困乎夫人之痢宜下行理也何以上吐而不能食乎此因胃中得濕而蘊結不宣一旦作痢本欲下行乃投之以飲食因胃中之火上冲而不降以致胃口閉塞而成噤口之痢也盖究其源胃火之盛者由於心火之旺也心火最惡濕一得濕則火鬱而不通於是濕停於胃口之間濕熱不散胃中之熱愈增其薰蒸濕火相合安得不悶亂乎治法必須開鬱火之門而門不易開必須引火開門之爲捷耳方用引胃啓門湯人參一錢川黃連

三錢吳茱萸三分鮮石菖蒲一錢各爲細末再用雲茯苓末對配白滾水調如稀糊者五錢噙之初時噙下必吐吐後仍噙若藥一受則不吐矣然後用靖亂湯治之白芍藥炒一两車前子五錢川黃連一錢甘草一錢枳殼一錢木通一錢廣木香五分雲茯苓三錢水煎連服二劑痢止不比三劑也前用引胃啓門湯者以心火喜燥黃連雖寒然其性燥以燥投燥原非所惡况吳茱萸性熱而燥以火入火同性相從豈有扞格之處况入之人參菖蒲之中乎蓋胃經之火乃邪火心經之火實正火也居於邪正之間非得正人君子之藥則邪不能易散於頃刻非得

導引之使則心火不能返於故宮況胃氣之閉正胃氣之虛也人參補胃氣之聖藥胃虛而逢補不啻如饑者之得食渴者之得飲飲食一進關門自開而良將勇士長驅直入邪自驚走矣後用靖亂湯者譬如一計奪門若後無大兵相繼則敵且欺寡不敵衆未必不狹巷而戰雖死而不肯逭故用此方以利水逐穢平肝清火藥濟之是前鋒既勇於斬關而後隊又善於蕩菟安得不成功之速哉又方用啓關散亦効川黃連二錢人參二錢雲茯苓五錢廣木香五分吳茱萸三分廣藿香梗一錢水煎重按兩手脉道緩服受藥即愈此妙法也

有人濕熱成痢數日之後腹不疼痛如膿如血陣陣自下手足厥冷元氣欲絶兩手脉沉伏人以爲寒積而成痢也誰知是火變爲寒而陰將絶也夫痢無止法古人之言也然痢實有不同也有初起即宜止者有日久而不可止者未可執痢無止法一語竟不用止也然不止痢不過久病之難痊若止痢每至變生於不測是痢又不可輕言止也此等之症正不可不止者蓋腹中作痛爲邪未清腹既不痛何邪之有今腹不痛而膿血陣陣者乃氣脱而欲崩也兩手脉伏者乃氣脱而欲絶也手足厥冷者乃氣脱而不能運也善治者必須察其舌之滑燥何如耳若熱

極則舌必燥而色黃寒極則舌必滑而色白熱變為寒舌見白滑須先急止其痢以救脫不可亟瀉其痢以攻邪耶方用救脫止痢湯人參五錢白朮炒焦五錢白芍藥炒三錢肉桂去皮二錢雲茯苓五錢炙甘草一錢赤石脂煅研末二錢石蓮子去殼炒研三錢水煎服一劑手足溫脉見二劑膿血止四劑痢全愈減各藥一半去赤石脂再服十劑元氣如故矣此等之痢世不常有不可執此方以治大概之痢然而臨證者亦不可少此法也又方用加味四君子湯亦妙人參五錢白朮炒焦五錢肉桂去皮二錢北五味二錢雲茯苓五錢炙甘草一錢肉果麵裹煨

熱熟研二錢荷葉蒂三箇水煎服

有人受暑濕之毒水穀傾囊而出一晝夜七八十行膿血稠黏大渴引水百杯不止其右寸關與膀胱之脉沉數而微讒人以爲腸胃爲熱毒所攻也誰知是膀胱熱結而氣不化乎夫水濕之邪從膀胱而出必上由於肺氣之清肅下行膀胱奉之而能化也今胃中受暑熱之毒薰蒸於肺肺不能受乃移其熱於大腸而大腸奔迫必轉移其熱於膀胱膀胱熱結則氣不化而小溲澀而不利邪熱邪濕盡趨於大腸而出不啻如決水轉石之驟猛也治法必須清膀胱之熱以迅利其小便但肺與大腸爲表

裹肺熱而大腸始熱故不若先清肺之上源則大腸膀胱之熱自解也方用清源止痢湯黃芩三錢雲茯苓五錢紫參三錢訶子三錢甘草一錢天花粉三錢地榆炒黑三錢水煎服一劑痢減半、三劑痢止而愈此方清肺金化源之方也用黃芩地榆以清金而涼肺涼肺即所以涼大腸也紫參療腸胃之積滯訶子能固脱而止痢合而用之於茯苓甘草諸藥之中則膀胱自能通利何熱結之閉哉又方用迅利湯亦佳王不留行三錢白茯苓五錢猪苓二錢黃芩三錢白术炒焦三錢建澤瀉二錢河水煎服有人下痢純血色如塵腐屋漏之狀肛門大開不能收閉而色反覺紅潤唇似硃塗脉得數大人以爲痢疾之死症也誠是痢疾中之敗證然治之得法尚可獲生以其症雖見此而氣猶未絕者亦有可續之機大凡下痢純紅開手即宜用補陰之藥因人執痢無補法以至如此不知痢症何常不可補也用補陽之藥以治痢則有宜有不宜用補陰之藥以治痢則實無不宜也若一見紅白不問虛與不虛動用攻邪逐穢之劑以致白變紅紅變陳腐屋漏之色也夫下痢純血原是陽旺陰虛之症不補陰以制陽反助陽以攻陰則陰氣愈虛虛極則清氣但有降而無

升肛門大開不能收閉者正有降無升之明驗也面色紅潤唇如硃塗脉大而數正陽旺陰衰之顯徵也陽宜降而反升陰宜升而反降面宜黄而反潤脉宜小而反大唇宜淡而反紅則陰陽不交不死何待乎然能奄奄不死者以其陰雖虛而身體不甚熱經所謂腸澼便血身熱則死今身不熱陰氣尚未絶也治法急救其陰以引其陽氣之下降兼補其陽以提其陰氣之上升未必非死裏求生之法也方用補陰升提湯人參五錢熟地黄一兩雲茯苓五錢懷山藥五錢白芍藥炒一兩升麻一錢炙甘草一錢北五味二錢山茱萸肉五錢訶子二錢水煎服一

劑痢減半再劑痢止倘服之仍如前之痢也則陰已絕而陽不能交不必再服論此方乃救陰之奇方提氣之聖藥苟有陰氣未絕未有不可續之而升提者也正不可因一用之無功竟置此方於不用如一見純紅之症急以此方減半投之何至有死亡之嗟哉又方用續絕湯亦妙人參五錢原熟地黃一兩山茱萸肉懷山藥五錢芡實五錢炙甘草一錢北五味二錢肉果麵裹煨熟研二錢訶子麵包煨熟研二錢水煎服

有西人因暑熱之時縱性多食瓜菓氷水腹受陰寒至秋患痢肚腹甚冷後重裏急服攻邪逐穢之藥不効又服分利消導之藥

亦不應復投辛熱之劑又無功一晝夜數十次甚致完穀不化食不喜入面有黑滯脉大無力呼吸甚緩人以爲下多亡陰也誰知是陰實未亡而陽將絶之乎陰未亡者面帶黑滯而無紅潤腹雖疼痛而無溫暖脉雖緩大而無浮數此陰盛陽衰之明驗也何以食不喜入者亦因陽火衰微而不能運化蓋西方之人皆喜麵食醫又禁忌所以不喜食也况人生以胃氣爲本得穀則胃氣强而無積滯病皆易愈不獨痢也故經論又謂得穀則昌失穀則亡誠哉斯言也莫若從其所喜而令食之但南方之麵養生相同雖有寒性宜佐以薑辣胡椒之類以郤其冷性

常食則無碍矣方用升陽驅陰湯救之製川附子八錢人參五錢嫩黄芪炙五錢白术炒焦五錢茅山蒼术去毛炒五錢肉荳蔻煨熟研二錢柯子煨熟研二錢肉桂心二錢丁香一錢廣木香一錢吳茱萸一錢白當歸身土炒三錢炮薑炭八分車前子二錢白茯苓五錢砂仁末一錢荷葉蒂五箇水煎服一劑痢減二劑又減三劑更減四劑後重除五劑腹温而痛去二十劑痢潜止每日所食犬羊牛麵熱物而脾胃得健也後腹饑多食傷其脾胃又復下痢其因原是胃强脾弱命門火衰不能熟腐水穀故此復作卽用前方重加附桂服至八十餘劑而大便始能

乾結脾胃亦充實也又將前方除去吳茱柯子炮薑加紫河車破故帋合膏丸二料則飲食照常精神復舊也此方純用陽藥以驅陰絶無陰劑以治痢也

有人貪酒好飲久經歲月濕熱所積變成痢疾雖無崩奔之狀而有溏騖之苦終年累月而不愈脉沉緩而濡人以爲酒積之在脾也誰知是腎泄之病乃酒濕之熱薫蒸乎熱氣薫於腎之中腎即醉於酒之味正不必其濕熱盡入之也然而濕熱之侵由於腎氣之不足腎不能敵邪乃移其濕熱於脾脾又久受濕熱之困不能再藏乃釀成泄痢之患矣雖其積在脾病實在腎但

治脾而痢不能愈必須治脾而兼治腎又宜解酒之毒分消濕熱之氣則痢自止也方用化酒止痢湯人參二錢白朮炒焦五錢山茱萸五錢川黄連一錢白茯苓五錢柞木枝三錢白芍藥炒五錢檳榔一錢薏苡仁五錢神麯炒三錢水煎服連服四劑痢愈不必多服愈後仍須忌酒否則暫止而仍發也論此方實益脾腎而解酒毒然力止能解於目前不能解於日後蓋酒氣薫蒸脾腎受毒爲害最深每有不得享長年而夭折可不慎哉

有人長年纍月裏急後重而作痢乍作乍止無有休歇診陽明之脉小而濇人以爲休息痢也誰知是正氣雖復而邪氣尚存於

大腸之間而爲痢乎夫痢邪未清不可妄止必須因勢利導之苟邪火邪水未曾滌盡一旦用補塞之藥遽止之則痢雖遏於旦夕邪在腹中時動時静静則安動則發是其常也况加之厚味之貪饕飲食之不節起居之不時安得不成休息之痢乎治法必以利爲主利小便不若利大便之速也夫正氣雖復而膀胱之氣必能氣化以分水何必再利其小便乎今痢不盡除者因火留於大腸也利大腸則邪且盡下而不發然而利大腸之藥必先從胃而行脾由脾而行大腸若用湯藥而大腸不遽受益蓋胃與脾先受其損矣方用盡穢丹大黄一錢滑石一錢厚

朴一錢地榆二錢檳榔一錢各爲細末煉白蜜爲丸一次服盡服後即用膳以壓之不使留於胃中必得微利爲度一利而痢疾頓除此方專下大腸之濕熱與積滯也邪既蕩盡一用奏功倘畏損傷脾胃用人參湯送下更妙然亦止宜於虚弱之人不宜於健旺之客也又有一等痢疾寒氣積滯在大腸底諸藥不能療以致經年累月愈而復發用巴豆一味炒研蠟丸如龍圓大空腹服之再不復發此亦通因通用之法也

有人中氣不順脉沉微濇口中作噯下痢不止人以爲濕熱之痢也誰知是氣逆而作痢乎夫痢疾多是濕熱停積而成然濕熱

之所以停積於腹中者氣阻之也凡人大便氣閉則結氣逆則瀉有濕熱而更兼氣逆者徒用消濕瀉熱之藥不用理氣之味則過於下行氣必更滯矣治法必須清其濕熱而利氣佐之雖然氣之所以逆者必因其下多亡陰陰血虧損氣無所附治法必須補陰以生血濟陽以治逆也方用蓽撥散蓽撥二錢白芍藥五錢白當歸五錢牛乳八兩同煎一半空腹服一劑痢止二劑不再痢也此方用蓽撥最能順氣且又去積滯更神入於歸芍之中更能生長陰血佐之牛乳屬陰而補血乳乃血類無形之陰血不能遽長用有形之陰血以潤其腸中之迫急則血既

無傷陰而轉能佐氣散結以奏捷也又方用順氣湯亦効廣木香一錢烏藥一錢枳殼一錢甘草一錢白芍藥炒五錢白當歸五錢黑山梔二錢白茯苓五錢水煎服此方亦能順氣消積而清濕熱更能生血和肝以止痢也

有人腸澼下血另作一派噴唧而出且有力而射遠四散如篩腹中大痛兩手脉沉數而大少按無力人以爲陽明之火而作痢也誰知是氣血下陷之極乎夫清氣上升則濁物自降惟清陽之氣既不能上升則濁陰之物必留滯於大腸之中而不化況助之濕熱之毒則血不藏乃下注而噴射矣或疑血不止而變

痢宜矣何下出如篩乎此乃濕熱之氣火盛而逞其威也治法宜升其清氣瀉其濕熱則正氣盛而邪氣衰邪氣衰則血亦歸藏而無噴射之證也方用升和正盛湯原熟地黄五錢當歸身三錢大生地黄三錢牡丹皮二錢廣陳皮一錢升麻一錢甘草五分嫩黄芪蜜炙三錢白芍藥炒五錢車前子三錢黄芩一錢水煎服二劑血少再二劑血止再二劑全愈此方名為升和其實補陰補陽為重但升而不和則陰陽有偏勝之虞偏於陰則清陽之氣下陷而難升舉偏於陽則真陰之血愈衰必難歸藏所以陽氣之升升於陰氣之充也蓋下血既久其陰必亡惟用

當歸地黄白芍以補陰益之黄芪以補氣則氣旺而能升舉即不用升麻之提氣而陽已有躍躍欲舉之勢矧助升麻更加之車前子之分利更兼丹皮黄芩之清火則濕熱兩消何氣之再陷乎此升陽全在和之之妙也又方用升清提陷湯人參三錢嫩黄芪蜜炙五錢當歸三錢原熟地黄八錢白芍藥炒五錢荆芥炭一錢車前子三錢甘草一錢川黄連一錢升麻一錢柴胡一錢水煎服此方用黄芪人參補其氣地黄歸芍養其血車前黄連清利其濕熱炒黑荆芥能散血中之滯得柴胡升清氣於左旋得升麻提清陽於右轉又得甘草之緩調和於邪正之間

使陰陽兩和血自歸垣也

有人痢久不止日夜數拾行下如清涕內有紫黑血絲食漸減少脉甚細濇人以爲濕熱之毒未除而成紅痢也誰知是瘀血未散乎夫痢成於濕熱未聞痢成於瘀血也不知血喜流行而惡阻澀若不流行其血滯而瘀矣況因內外之傷以成瘀欲其不化爲痢得乎世人不知成瘀之過試舉一二言之如飽食之後復加疾走或飲酒之後更多呼號或毆傷忍痛或跌磕耐疼或大怒而氣無可泄或遇鬱而愁無可解或餐燔炙之物太多而過飲寒涼或受訶責之非分有屈而無伸皆能致瘀而成痢也

及致成痢以治痢之藥投之絕無一驗者以所成之痢乃似痢而非痢也治法但治其瘀不必治痢也方用消瘀神丹乳香一錢没藥一錢桃仁十四粒滑石水飛三錢廣木香一錢檳榔一錢白芍藥五錢赤芍二錢各爲細末神麯餬爲丸米飲下百丸連服二日即下穢物而愈倘二日少痊者此瘀盛也用大黄一錢煎湯送前丸二百丸無不愈矣此方治瘀而痢未嘗不兼治也凡治痢久不愈者可用此丸以下其瘀濁要在人意而消息之也又方用煎劑亦効大黄三錢車前子三錢牡丹皮五錢當歸身尾一兩枳殼一錢柴胡一錢紅花三錢水煎服此方名爲

分瘀湯也

有小兒九歲患痢二年骨瘦如柴後重裏急肛門脫出晝夜二拾餘次飲食減少雖食而完穀不化脉微而弱如老人之脉相似人以爲小兒疳痢之壞症也誰知是寒涼攻削太過之病乎夫小兒天稟素虛兼服寒涼攻削之藥有傷脾胃致使清陽之氣下陷陰血不能統攝於脾則痢帶紫黑之色似膿非膿似血非血乃脾胃寒冷氣血凝滯耳當用東垣補中益氣湯加味治之

人參二錢黃芪炙三錢白术炒焦三錢白當歸身土炒二錢廣陳皮一錢炙甘草一錢柴胡三分升麻三分廣木香四分肉果

麵褁煨研一箇炮薑炭四分砂仁末五分石蓮子炒研一錢水煎服一劑痢減三劑後重除五劑肛門收進十劑痢止去柴胡升麻再服十劑而精神復舊肌肉漸長而不瘦矣小兒之痢未有不傷其脾胃而至者治則專攻其痢而不固其所傷以致滯下之難痊也不用重劑何以得生此方妙在人參黃芪白朮以壯氣而健脾胃得當歸補血以行滯佐使升柴以升清氣從左右而上佐甘草陳皮調和於陰陽之間加之木香砂仁以醒脾胃而理氣滯更入肉荳蔻以固脫而助腸胃之真元又益之炮薑炭以溫中而散寒邪同人參自能提下陷之清陽同黃芪雖

爲補氣得當歸又能補血亦可挽其將絶之真陰使陽升陰長氣能統運血有歸藏所以扶正氣而痢自止也又附食物單方凡人久患痢疾腸胃中脂膏剥盡痢愈不止用六七年陳火腿洗淨入白洋糖四兩水煮極爛食之能治久痢汁湯亦可用此食物中之妙方也不拘大人小兒畏服藥餌食之相宜

有婦人夏令之時暑熱甚盛正行經之際喫瓜果氷水甚多至秋患痢腹疼裏急後重色如凍膏經水不行時交仲冬晝夜不止難以起床神思困倦譫語恍惚昏昏沉沉飲食不進脉濇而微渺人以爲壞症而成噤口之痢也誰知是脾胃虚弱誤用寒涼

尅削氣血凝滯而變痢乎若治之得法何至有危亡者今察脉濇而微渺明是陰陽衰憊敗壞臟腑治難痊痾也神思昏沉譫語恍惚飲食不進亦是危亡之候也雖然凡人有一線之生者當圖救援之述有一絲之陽未脱則陽可回有一絲之陰未絶則陰可續也今論此證氣血皆損真元欲脱非大劑不能續其生也方用十全大補湯加味治之人參五錢黄芪蜜炙五錢白术炒焦五錢雲茯苓五錢炙甘草一錢原熟地黄炒鬆一兩白芍藥炒五錢川芎三錢白當歸土炒五錢赤肉桂去皮三錢紅花三錢炮薑炭八分水煎服一劑五更下瘀濁之血塊數升凍

膏之類甚多腹中不痛人事清楚惟飲食不思者因脾胃之氣一時不能升騰故耳用台州淡鲞三四塊洗淨同陳倉米煮粥先聞其香氣以通脾胃後漸食粥再用前方服二劑去紅花加廣木香八分新會陳皮一錢調理二十餘劑飲食多進而愈此方重以補正輕以攻邪古人所謂養正則積自除即此證也

內傷症論

夫內傷之病其因多端內經云變化百病其源皆由喜怒過度飲食失節寒温不適勞役所傷者也夫元氣穀氣營氣清氣衛氣生發諸陽上升之氣此六者皆飲食入胃穀氣上行胃氣之異名其實一也旣脾胃有傷則中氣不足而五臟六腑之真氣亦不足也惟陰火獨旺上乘陽分故營衛失守諸病生焉然其所傷之由或內因於七情之傷或勤耕於土畈之野或勞役而負重奔馳或勉強而移動金石或久行而不能歇息或久坐而不能舒轉或體弱而過於久立或房勞而斷喪精血以致神氣

困倦飲食無味頭暈腰酸百節疼痛倦怠無氣以動氣口脉大者也又云竭力傷氣久坐傷肉久行傷筋久立傷骨暴喜傷心惱怒傷肝思慮傷脾憂悲傷肺房勞傷腎飲食不節更傷脾胃脾胃之氣傷則不能生血故血虛則發熱熱則氣散血耗而無力蓋胃主納而脾主運化脾傷則所運皆難或時易饑或時脹滿飲食不思遇食即有所惡或既食而作疼身體倦怠四肢不收者也故東垣曰胃中之元氣盛則能食而不傷過時而不饑脾胃既旺則能食而肥也脾胃俱虛則不能食而瘦或少食而肥雖肥而四肢不舉蓋脾實而邪氣盛也又有善食而瘦者胃

伏火邪於氣分則能食脾虛則肌肉削卽食傷也丹溪曰傷食必惡食氣口脉緊盛胸膈必痞塞亦有頭疼發熱者但身不痛爲異耳經曰飲食自倍腸胃乃傷傷則運化遲消導難故有食積而宿滯焉又曰陰之所生本在五味陰之五宮傷在五味穀肉菜果口嗜而欲食之心自裁制勿使過焉過則傷其正矣所傷之物有寒熱之不同或因喜食而多食之必先益其胃氣胃氣旣強損穀自愈或有饑餓而多食之亦當扶其胃氣胃氣旣復所傷之物自愈故大饑不大食恐血氣失常猝然爲患也或有病後宜禁之物而誤食之當以補養爲主消導耗氣之藥不

比服也或有人所勉強勸而食之宜行消導爲主亦兼助其胃氣胃氣旣盛所傷之食自化矣東垣又謂飲食不節則胃病胃病則氣短精神少氣不足以息言語怯弱腹中不和口不知穀味或胃口當心而痛上支兩脇痛甚則氣高而喘身熱而煩胃旣病則胃無所稟受故從而病焉若形體勞役則脾病脾病則怠惰嗜卧四肢不收者也或食少小便黃赤大便或閉或泄或虛坐只見些白膿或泄黃糜無氣以動而懶倦嗜卧脾旣病則胃不能獨行津液故亦從而病焉若外感風寒俱無此症故易分別耳又當推其脉息以明之人迎脉大於氣口爲外感氣口

脉大於人迎爲内傷外傷寒熱齊作而無間内傷寒熱間作而不齊外傷惡寒卽近烈火不除内傷惡寒就温煖卽解外傷惡風乃不禁一切風寒内傷惡風惟惡些小賊風外傷症顯在鼻故鼻氣不利而壅盛有力内傷症顯在口故口不知味而腹中不和外傷邪氣有餘發言壯厲且先輕而後重内傷元氣不足出言懶怯且先重而後輕外傷手背熱而手心不熱内傷手心熱而手背不熱内傷兼外感則手心熱而手背亦熱其形歷歷可驗治法逈别大率内傷屬於不足當補而不當瀉外傷屬於客邪有餘之病當瀉而不當補若内外兩傷將從補乎將從瀉

乎曰必須分别邪正多寡而酌其治焉如内傷重而外感輕者但補其正氣正氣盛則邪自解若外感重而内傷輕者非用標本兼治之法則邪不能退也若内傷重而外感亦重者必先補其中氣而後兼治其外感則正既不傷邪又易袪也若外感輕而内傷亦輕者先以輕清徹其表又宜兼固其裏此治内外兩傷標本輕重之善法也致於傷飲者何也凡人不可一日無飲無飲則人無以生過飲則能害其生飲多留而不行者水病也水射於肺而爲喘水逆於脾而爲満水蓄於胃而爲泄水沉於腸而爲積水溢於脉而爲腫乃過飲之病不可不知也

内傷辨案

有人好食肥甘烹炙之物遂至積於胃脘之間久而不化少遇風邪便覺氣塞不通氣口脉緊盛左關脉浮人以爲傷風之外感也誰知是内傷於食而兼外感乎凡人若胃氣強則土能生金肺氣必旺腠理必密外邪焉能入也惟是胃氣之虚則肺金之氣亦虚肺氣虚則腠理亦不密邪始能乘虚而入然胃不能自強必假飲食之助故胃氣開則食易消胃氣閉則食難化食易消則胃強食難化則胃弱世人多食本欲助胃也誰知多食反損其胃氣乎損胃氣則胃弱胃弱則肺何能強以外衛夫腠理

乎是邪因内傷而入非其無引而能至也治法烏可純治外感須先助其胃氣始能痊安矣方用護胃祛邪散白术炒三錢白茯苓三錢麥芽炒一錢山查炒二錢蘇葉五分甘草一錢柴胡一錢半夏製一錢枳殼八分神麯炒一錢廣陳皮一錢肉桂三分生薑三片水煎服一劑氣塞通二劑胃氣強三劑全愈此方乃消食之神劑又能祛邪而化痰涎且不傷胃氣實治内傷感邪初起之良方也若脾胃脉無力者加人參一錢更妙又方用參苓甘桔湯亦効人參一錢白茯苓三錢厚朴炒一錢山查炒二錢穀芽炒二錢桔梗一錢枳殼八分甘草五分桂枝五分生

薑三片水煎服三劑全愈

有人飲食失節饑飽勞役傷損津液口渴舌乾食上加食又感風邪頭痛熱甚左關脾脈浮大而虛氣口脉亦大人以爲外感之風也誰知是內傷陰血而風邪乘之乎夫人身中非陰血不能養其體非津液不能潤其臟腑陰血足而津液自潤陰血傷而津液自衰陰血既衰則津液乏潤皮膚失運毛竅空虛風尤易入然風雖乘於陰血之傷而未進於經絡之內以陰衰而陽未衰也邪欲入內而陽氣外驅以致邪正相爭故發熱頭痛口渴舌乾之證也治法不必治陽氣之旺惟補其陰血之虛少佐以

袪風之味則陰陽和合邪安能久留哉方用養陰除邪散當歸身三錢白芍藥三錢柴胡一錢甘草一錢蔓荊子一錢川芎二一錢天花粉一錢白茯苓三錢丹皮一錢水煎服一劑邪解四劑全愈此方補血以生津口渴舌乾之病去養陰以退陽頭痛發熱之症解治陰虚内傷感邪莫良於此倘用攻於補陽之中則陽旺陰消邪氣轉熾烏能速愈哉又方用四物湯亦効生地黄四錢當歸身二錢白芍藥三錢川芎二錢甘菊花一錢半夏製一錢牡丹皮一錢麥門冬去心三錢蔓荊子一錢甘草一錢水煎服四劑全愈

有人饑飽勞役偶感氷雪之冷又犯霜露之侵遂至腹痛畏寒身熱不解右關與氣口脉沉緊人以爲外邪之症也誰知是内傷陽氣乎凡人陽氣壯盛者雖受氷雪霜露而亦不懼惟饑飽傷損其脾胃勞役困倦其肢體於是臟腑經絡自先虚冷勝稟不密此寒邪之所以易入也雖有外邪俱作正虚治之蓋腹痛畏寒尤是虚冷之驗外身雖熱内裏甚寒又何疑乎治法先温補其中氣少祛其寒邪則内傷感冷之善法也方用温中湯人參一錢白朮炒三錢白茯苓二錢廣陳皮一錢甘草炙一錢半夏製一錢肉桂一錢柴胡一錢煨薑三片水煎服二劑痛止而瀉

其寒邪也倘疑身熱而感外邪之盛純用祛邪瀉熱之劑則損傷陽氣不啻下石而不可救矣又方用附子理中湯亦効白朮炒三錢茯苓三錢川附子製一錢乾薑五分羌活五分人參一錢甘草炙一錢水煎服一劑腹痛頓止二劑寒除

有人懐抱素鬱悶悶昏昏忽然感冒風寒身熱咳嗽吐痰不已氣口脉大而數診左關脉沉且濇人以爲外感之邪也誰知是肝氣不舒而召外風乎夫肝氣最喜條達一遇憂鬱之事則涎滯而不可解正喜外風之吹動則内鬱可舒無如内鬱之甚則木中生火風火相合而火熱熾盛也故感冒風邪所以發熱風火

作威肝不畏金之尅反移其火以刑金金失清肅之令肺氣逆而不順則咳嗽不寧雖有津液又爲肝中風火所耗則津液不散聚而爲痰矣治法似宜急散其風然風雖散而火獨存則火以引風非救本之道也先宜舒肝氣之鬱鬱解則氣自順氣順則火亦息火息而風尤易散也方用加味逍遥散濟之柴胡一錢白芍藥三錢當歸身二錢白朮炒一錢橘紅一錢茯苓三錢黑梔子一錢半夏製一錢梨汁一合水煎服一劑身熱解二劑咳嗽止三劑全愈此方解鬱之聖藥亦能祛風而舒肝膽之氣又加半夏以消痰梔子以退火更能相助爲理所以奏功甚捷

也又方用舒鬱清和散亦妙白芍藥三錢當歸身二錢天花粉一錢香附製一錢川貝母去心研二錢白茯苓二錢青皮五分神麯炒一錢甘草一錢前胡五分青果五枚水煎服一劑身熱退二劑鬱悶解三劑咳嗽全止

有人忍饑受餓腹中空虛時遇天氣不正時寒時熱遂至胸膈悶塞究如結胸之狀氣口與右關脉大而弱人以爲外邪之傷也誰知是内傷其胃氣乎夫胃爲水穀之海五味之源無物不受雖多氣多血之府然亦因能受水穀而氣血始旺故水穀多受而胃強水穀少受而胃弱今既饑餓強忍則胃少受水穀胃中

空虛虛則生火而沸騰遏抑之而不舒則胃氣消亡故五臟之氣血無所稟受亦從而病焉以致天時不正之寒熱自易相感乘虛入於胃中而不散因現悶塞宛似結胸之狀治法必須助胃弱而使之強胃強而臟腑之氣血焉有不旺者乎氣血既旺邪不攻而自散也方用加味四君子湯治之人參二錢白朮炒三錢茯苓二錢甘草炙五分柴胡一錢枳殼五分南棗三枚水煎服一劑輕二劑更輕三劑全愈此方調和胃氣之聖藥不冷不熱之神劑論理既感寒熱自宜用熱藥以祛寒用寒藥以退熱然而用寒用熱之藥必先入胃而後散於臟腑經絡四肢百

嚴然而胃既空虛寒熱之藥必然不和而胃氣何堪再傷乎故寒熱兩有所不用惟以健胃爲主佐之和解之味於補中有微散之意也如飲食少者加廣陳皮八分神麯炒八分最妙

有人素躭麯蘖日在醉鄉忽感寒疾見寒則畏右關與氣口脉緩大而無力人以爲外傷之邪也誰知是內傷於酒而後感於寒乎夫酒醉之時熱性可以敵寒酒醒之時寒邪易於侵正蓋酒能散氣氣散則陽氣衰而腠裏營衛無不空虛外邪所以易入也內經所謂酒入於胃絡脉空虛又云早酒傷胃宿酒傷脾好飲之人無不脾胃空虛治法先補其中宮之虛而壯其陽氣之

衰少佐以治酒之味則邪自散矣方用加味補中益氣湯人參二錢黄芪炙三錢當歸身三錢枳椇子二錢白朮炒三錢甘草五分廣陳皮八分升麻五分柴胡一錢水煎服一劑氣壯而不畏寒二劑全愈此方李東垣先生以治内傷而兼外感者用之實神以之治酒傷而兼感外邪者尤爲相宜使不用此方以補中而升提其陽氣惟專用祛邪逐濕消酒之味則散盡真氣邪亦轉不肯出必至變症而不治也可不慎矣

有人貪戀房幃縱情色慾遂至感冒外邪傷風咳嗽睡卧不寧診脾肺腎三脉甚是空虚人以爲外邪傷於肺也誰知是内傷於

腎乎夫腎爲肺子泄精過多必取給於肺母腎虛而肺亦虛肺虛則腠裏不密外邪乘虛而入倘以爲感邪之盛日以散風耗氣之劑則肺氣益虛而邪氣愈勝腎子又來取資是内外盜金之氣而肺氣安得不困乎肺氣既困不特不能生腎中之水且反耗脾胃之氣脾胃一虛遂至變症多端而成危候者比比也治法宜益其肺金之耗更補其腎水之虧又宜助其脾胃使脾胃之氣旺則土能生金金旺又能生水水旺自能祛邪也方用三滋湯麥門冬去心五錢天門冬三錢桔梗八分甘草一錢原熟地黄炒鬆五錢白茯苓三錢人參二錢懷山藥三錢肉桂三

分白朮炒二錢紫菀一錢白芥子一錢枸杞子三錢水煎服二劑睡臥安四劑咳嗽寧二十劑全愈此腎虛感邪最難愈之病也以散邪之藥不能直入於腎經耳詎知腎虛感邪邪不遽入於腎仍在肺金乎散肺金之邪仍補腎中之水而更助脾胃之土兩得其益肺又無所害正善於散內傷之邪也又方用加味三才湯亦効天門冬三錢原熟地黃炒鬆五錢人參二錢白朮炒三錢廣陳皮一錢白茯苓三錢前胡八分肉桂三分麥門冬去心三錢款冬花一錢水煎服

有人防危慮患日凜恐懼之懷遂至感冒寒邪畏寒作顫右寸脉

甚大而左寸關脉遲小人以爲外邪之傷於少陰少陽也誰知是內傷心膽之虧而後外寒乘之乎夫恐起於膽懼起於心過於恐懼則氣下氣下則膽先寒心氣先喪膽寒則精移心喪則精耗精移精耗心與膽不愈虛乎心膽氣虛邪易乘矣夫心屬少陰膽屬少陽心不勝任而畏寒膽不勝任而作顫倘再用祛風之藥則耗損膽氣膽耗而心氣未有不耗者也心膽二經之氣耗邪又何所畏焉肯輕出於表裏之外乎治法必須助膽氣之壯而後心氣亦不喪膽爲母心爲子母旺則子旺母子兩旺自然脇力同心驅邪之易愈耳方用溫膽益心丹製半夏一錢

廣陳皮一錢當歸身三錢柴胡一錢茯神三錢白芍藥三錢製附子三分甘草一錢人參一錢棗仁炒二錢水煎服一劑膽氣壯二劑心氣安三劑邪氣解四劑全愈矣此方用柴胡以和解少陽之邪實佐白芍棗仁以補膽氣之怯輔當歸茯神又助心氣之虛也更得附子半夏陳皮以溫膽而祛心寒二經受溫補而氣旺恐懼且不畏又何懼外邪之難去哉又方用心膽兩溫湯亦効白芍藥炒三錢茯神三錢半夏製一錢人參一錢柴胡一錢桂枝五分當歸三錢川芎一錢水煎服四劑全愈

有人處得意之境過於歡娛盡情喜笑遂至外感風邪口乾舌苦

右寸與人迎脉大浮緩而虛人以爲外邪傷其心氣也誰知是内傷心包之絡乎蓋人之心不可傷傷之卽亡夫喜何以傷心世間無有不喜喜之人然而過於喜甚則氣緩而傷陽傷陽者傷心包之陽氣未常傷心君之主也夫心包者乃膻中也膻中爲臣使之官喜樂出焉是歡娛者正心包之職掌故喜樂太過大笑不止以致津乾液燥心血亦因而虧矣然心包護君以出治者也心包乾燥必盜心之血氣以自肥將内府空虛則宵小之輩乘機竊發而邪易入也治法自宜急補心中之血氣心之血氣旺心包亦必同旺所謂國富而臣自不貧必然協力同心

以禦外賊何至有四郊之多壘哉方用衛君湯人參二錢白朮炒三錢茯神二錢甘草一錢鮮石菖蒲一錢半夏製一錢桔梗一錢丹參二錢當歸二錢麥門冬去心二錢水煎服一劑津液生二劑外邪散三劑全愈此方心與膻中均補之藥也心與心包原不可分治內府安寧何愁外擾乎又方用滋心丹亦效人參二錢柴胡一錢白茯神二錢栢子仁二錢麥門冬去心二錢遠志肉一錢肉桂三分白朮炒二錢當歸身二錢水煎服二劑津液潤而外邪解三劑全愈

有人終日思慮憂愁不解面黃體瘦感冒寒邪氣口與脾胃之脉

大且遲其兩尺脈亦大而無力人以爲外感傷其陽氣也誰知是內傷於脾腎乎夫人後天脾胃先天腎氣也二經最不宜病然最易病也其症起於思慮憂愁然天下無不思之人亦少無愁之客但過於思慮則胃土之氣不升脾陰之氣不降食乃滯而不化何能生津血以灌注於五臟六腑乎蓋思慮過度則氣結而不散脾胃乃傷憂愁不解則氣滯而不行肺金乏潤有失生水之上源故腎乃耗矣腎無水濟自顧不遑何能滋肝生木而肝木無水養仍尅脾胃之土也治法烏可純散外邪而不扶內傷之正氣我未見其能治也方用脾腎扶正湯人參三錢黃

芪炙三錢白朮炒三錢巴戟天二錢懐山藥四錢白茯苓二錢柴胡一錢甘草一錢肉桂五分山茱萸二錢肉蓯蓉漂淡乾者二錢水煎服二劑寒邪全散十劑而痊此方補土之中有補金補水之味仍於補中兼散之法有補之益而無散之傷實治憂愁思慮内傷之神方兼解外邪之妙藥也又方用復正丹亦効原熟地黄炒鬆五錢白朮炒焦三錢柴胡一錢山茱萸二錢白茯苓二錢麥門冬去心二錢肉桂三分甘草炙一錢懐山藥三錢貝母去心研一錢水煎服十劑全愈

有人動多氣惱大聲駡詈飲食坐卧居處晉接無非可怒之場遂

至感邪身熱胸滿兩脇作脹左關脉沉數人以爲傷風而動怒也誰知是内傷肝氣而後風生於内乎夫怒則氣上肝氣必不和肝氣和則順肝不和則肝氣急急則肝葉開張氣乃不順而逆逆則氣不能舒故兩脇脹滿血亦必鬱鬱則生火火鬱不宣内自生風風火相合則身熱惱怒之症見也法用平肝氣爲主清肝火爲急開肝鬱爲要祛肝風爲次耳方用平肝息火丹白芍藥五錢炒黑梔子二錢柴胡二錢天花粉二錢甘草一錢車前子二錢貝母去心研二錢牡丹皮三錢水煎服一劑輕二劑身熱退三劑脹滿除四劑不怒而愈此方治肝經内火内風氣

欝血欝也然而外來風火外來怒氣未嘗不可兼治所以進四劑而奏功倘不用白芍爲君单用柴胡梔子之類雖風火亦能兩平但肝中之氣虛血虛未能驟補風火散後肝木仍燥燥即生火火即生風風火相摶怒氣轉生欝終不能開風又不能散熱亦不能解何如多加白芍既能平肝經之氣又能養肝中之血肝氣能和何愁風火之不息哉又方用却忿散亦効柴胡一錢半夏製一錢薄荷一錢黄芩泡淡一錢當歸身二錢白茯苓二錢白芍藥五錢炒黑梔子二錢香附童便製二錢水煎服三劑全愈

有人晝夜誦讀不輟眠思夢想俱在功名勞瘁以致饑餓不自覺遂至感風咳嗽身體發熱診氣口脉大而浮數右關脉亦甚虛窮人以爲外傷之邪入於腠裏也誰知是内傷其肺氣乎夫誦讀不輟乃傷氣傷氣者傷肺中之氣也肺傷則肺氣虛而腠裏不密正氣空虛邪由易入肺道不清有碍升降而爲咳嗽也治法似宜純補其肺氣之虛然肺爲邪所侮補肺以祛邪是矣而病不愈者何也蓋因其平日饑餓雖不自覺焉得不漸傷脾胃乎脾胃既傷肺何能生哉莫若益其中土而生其肺氣則病易愈然益脾胃而不佐以散邪之品則肺畏邪侵未必能受脾胃

之益惟於土中散邪則邪畏土氣之旺聽肺氣自生而外則衛護皮毛內則藏氣充盈賊邪不攻而自散矣方用益土生金散人參二錢茯苓三錢麥門冬去心三錢甘草一錢桔梗八分蘇子炒研七分半夏製一錢黃芩一錢廣皮八分鮮白花百合三錢氷糖五錢水煎服一劑輕二劑又輕三劑全愈此方土金同治之法也扶助中州之氣即生肺金之氣瀉金中之火即清土中之火土金兩固邪何能作祟哉又方用加味異功散亦効人參二錢白朮炒二錢茯苓三錢天花粉二錢甘草一錢川黃連五分麥門冬去心三錢廣皮八分前胡八分蘇子炒研七分杏

仁去皮尖研一錢甘蔗汁一小杯水煎服三劑全愈

有人終日高談連宵聚語口乾舌渴精神困倦因而感冒外邪頭痛鼻塞氣急作喘氣口與關脉大而弱人以爲風邪之感於肺也誰知是内傷其氣血乎夫多言傷氣夜語傷陰況血生於氣傷氣而血未有不傷者然而終日高談連宵聚語則津液盡耗津液亦陰血之餘氣屬肺血屬肝氣血兩傷肺肝受病也往往邪入之而最易治法仍補其肺氣之虚又宜養其肝中之血少佐以散邪之味則病愈矣方用肺肝兩治湯白芍藥三錢當歸二錢麥門冬去心三錢人參一錢甘草一錢桔梗八分甘菊花

一錢天花粉一錢天門冬二錢水煎服一劑頭痛除二劑鼻塞通三劑氣喘定四劑全愈此方補氣補血入肺入肝清痰清火各各分治連投四劑而奏功於萬全也又方用加減補中益氣湯亦効人參一錢黃芪蜜炙三錢白朮炒焦二錢當歸身二錢小柴胡一錢川芎一錢甘草一錢半夏製一錢生地黃四錢白茯苓三錢水煎服四五劑全愈此方加麥門冬三錢北沙參二錢北五味六分更妙

有人貪眠樂臥四肢倦怠終日倘佯枕蓆之上遂至風邪襲之身痛背疼發熱惡風氣口脉大而無力右關脉浮緩且弱人以為

外風傷其脾氣也誰知是內傷脾氣而風邪乘之乎夫脾屬四肢四肢倦怠多欲睡眠以脾氣之不能運動也蓋脾屬陰而喜陽陽主動陽動於脾則食易消而氣血乃旺自能行於四肢百骸則體健而不困凡人交陰則睡交陽則醒得陰陽之正也今多睡貪眠陰盛而陽衰也陽衰喜靜陽靜於脾則食不化而氣血乃衰不能統運於臟腑經絡則體弱而倦怠畧爲睡卧亦足養脾氣之困然過於睡卧而困其脾氣以招風也治法不可純治其風而宜大補其中土之氣則邪易解也若專驅其風必至損傷脾氣轉虛其虛矣無如世人不知用補正攻邪之法往往

見病治病以致變症多端而難治也方用補中益氣湯加味治之人參二錢黃芪蜜炙三錢白朮炒二錢當歸身二錢廣陳皮一錢甘草炙一錢升麻五分柴胡一錢半夏製一錢神麯炒一錢南棗三枚生薑三片水煎服一劑輕二劑又輕三劑全愈蓋補中益氣湯正益脾胃之聖藥況睡臥既久脾氣下陷正宜用之以升提其陽氣而仍歸於脾土之中更加半夏神麯者以久睡有困脾氣所以飲食不散津而聚痰此二味最善消痰以醒脾氣痰消用補而得力矣前方加茯苓三錢生棗仁三錢砂仁末七分更神

[illegible]

有人終日勞心勤於政事長夜吟詩饑飽而不知節遂至筋疲背痛足重無力因而外感風邪遍體皆疼身發寒熱汗出無時診心脉弱而且微脾肺脉浮大無力人以爲外邪之乘於筋骨也誰知是氣血耗散内傷心之神明乎凡人日用尋常原易損傷氣血況勤政詩書勞其心、液飲食失節虚其脾胃二則傷損氣血爲尤甚無奈世人不知節勞節食以致耗散真元虚損津液氣不能衛外血不能榮内邪漸入身猶然不悟治者復昧其内傷之因惟醫其外感之邪而不治其内傷之症正氣益虧邪氣愈盛非變爲勞瘵之痾必成其怯弱之恙矣治法必須大補其中氣之衰更補其心血之耗少加以和解之品則正氣盛足以祛邪不必散邪而損正也方用十全大補湯加減治之人參二錢嫩黃芪蜜炙三錢茯神二錢當歸身三錢川芎一錢白朮炒焦二錢甘草炙一錢白芍藥炒二錢原熟地黃四錢棗仁炒研三錢遠志肉一錢柴胡一錢桂圓肉五錢水煎服一劑汗止二劑熱退三劑疼痛除連服十劑全愈此方乃氣血雙補之劑氣血兩虧者舍此原無第二治法原方有肉桂以助命門右腎之火但勞心之人未免火氣上升水不足而火有餘故去肉桂易之棗仁遠志通腎而養心之液少加柴胡於補劑中和之非祛

邪而用之也又方用加味歸脾湯亦効嫩黄芪蜜炙三錢白术炒二錢當歸身三錢白茯神三錢遠志肉一錢棗仁炒研三錢廣木香五分栢子仁二錢柴胡一錢大生地黄四錢麥門冬去心二錢甘草炙一錢龍圓肉五錢建蓮子帶心三錢水煎服十劑全愈

有人好勇爭強或赤身不顧或肢體受傷血流而不知以致外感風邪增寒發熱頭疼脇痛氣口與左尺脉大左關脉弦芤無力人以爲外傷之邪乘於肝經也誰知是內傷其筋骨之病乎夫筋屬肝骨屬腎肝血足而筋舒腎水滿而骨健是筋骨髓血之

充盈則無病也世人之耗髓血者無過泄精人盡知之好勇爭強以耗髓血人未盡知也蓋爭強之時必多動怒怒起而肝葉開張血多不藏血自暗耗肝血既耗必取給於腎水腎水供肝木火内焚更易乾燥腎且資肝血之不足何能分潤於骨中之髓乎血與髓兩無有餘筋安得舒骨安得健乎筋骨兩無所旺外邪乘虛來侵不能拒絕也治法宜急救其筋骨之虛少兼祛邪之味自能奏効耳方用加味四物湯治之原熟地黄八錢當歸四錢川芎二錢白芍藥四錢柴胡一錢懷牛膝三錢金釵石斛三錢牡丹皮二錢白芥子一錢川續斷二錢枸杞子三錢紫

皮胡桃肉五錢水煎服不必論劑全愈而止髓血之耗最難補足内若充盈邪必外出用四物湯乃補血之劑亦填髓之藥也原因髓血空虚而邪入髓血既足焉有邪之不出乎所以少加柴胡而和解其肝氣之動又能散風而不散真氣若專治風邪不補其髓血者尚昧於治内傷之法也又方用補髓養筋丹亦効懷牛膝三錢牡丹皮二錢金釵石斛四錢山茱萸三錢原熟地黄八錢當歸三錢白芍藥酒炒三錢製何首烏三錢柴胡一錢天麻一錢骨碎補去毛三錢猪脊髓三條水煎服

有人終日捕魚身入水中時而發熱畏寒惡冷氣口脉大濡而緩

人以爲寒濕之外感也誰知是肺氣之閉塞乎夫肺本主氣氣旺則周流一身而能衛護皮毛雖有外邪之感不能損其正氣惟是肺氣少虛則腠重不固寒濕之邪易入而皮毛之氣遏抑則虛氣難以舒轉閉塞不通此畏寒惡冷之所以起也肺氣既虛寒濕之邪久居其間則陽氣不能外泄而身熱矣治法宜補其肺金之虛兼補其脾胃之土少佐以利水祛寒之味則邪自散耳方用利肺散邪湯紫蘇一錢人參二錢白朮炒三錢白茯苓五錢甘草一錢桔梗一錢半夏製一錢神麯炒一錢附子製五分生薑三片水煎服一劑熱解二劑寒冷俱不畏三劑閉塞

盡皆通四劑全愈此方補肺補脾之藥肺氣旺則清肅之令必行而水濕自走於膀胱脾胃盛則寒邪能散於肌膚而無閉塞之患故重本而輕標耶又方用宣閉益氣湯亦妙黃芪蜜炙三錢白茯苓五錢人參二錢猪苓一錢澤瀉二錢半夏製一錢肉桂去皮一錢羌活一錢生薑三片水煎服

有人憂思不已加之飲食失節脾胃有傷面色黧黑不澤環脣亦甚黑滯心中如饑見食則惡氣息短促諸脉無力惟脾胃脉更弱人以爲飲食之傷也誰知是陰陽內傷而氣血之逆乎夫心肺居於上焦周行乎榮衛而光澤於肌膚肝腎居於下焦能養

乎筋骨而堅强於內庭脾胃居於中焦運化乎精微而灌注於四臟是四臟之所仰望者全在脾胃之氣也倘脾胃之氣一傷則四臟無所取資故脾胃病而四臟俱病矣若憂思不已則脾胃之氣結飲食不節則脾胃之氣損口者脾氣出入之路唇爲口之門户脾氣通于口而華於唇金水反侮土則黑色著於唇即陰陽相反之逆乎不惟脾胃之脉衰而諸脉亦衰已也是脾胃陰陽之氣兩有所虧烏可不急救其脾胃之土乎方用救逆益氣湯黄芪蜜炙三錢人參二錢白术土炒焦三錢白茯神二錢白芍藥炒二錢甘草炙五分炮薑五分升麻一錢白芷五分

防風五分南棗三枚生薑三片水煎服十劑黑色盡退再服十劑諸病全愈此方乃補中益氣之變方能升陽氣以散陰邪之治法也凡陽氣下陷於陰中則用補中益氣之方升提陽氣倘陰氣上浮於陽中而用此方升散其陰氣皆能奏功取愈之捷法也又方用加味四君子湯亦効人參二錢白朮土炒焦三錢白茯苓三錢炙甘草一錢蘇子炒研一錢製淡附子一錢神麯炒一錢荊芥五分升麻五分南棗三枚煨薑三片水煎服

有人怔忡善忘口淡舌燥多汗四肢疲軟身體發熱水便白濁脉甚虛數人以為心火之盛也誰知是思慮過度內傷于心氣乎

夫憂愁思慮則傷其心氣心氣一傷心血自耗心血既耗則心必動火心火既動則神疲而善於健忘心不能自主心火既動則怔忡而口淡舌燥心不能自清心火既動則汗多而四肢疲軟心不能攝液心火既動則發熱而小便白濁心移熱於小腸也然治者每見火勢之熾張必用大苦大寒之劑直折其火則心氣益虛不但不能去其火而反激動其焦焚之害矣治法宜亟補其心氣之虛更補其腎中之水使心火下降腎水上升無有不安者矣方用坎離兩補湯人參三錢原熟地黃五錢兎絲子三錢大生地黃五錢麥門冬去心三錢牡丹皮二錢棗仁炒

研三錢北五味子一錢茯神二錢懷山藥三錢白朮炒二錢建蓮心五分燈心五分水煎服十劑病退再服十劑全愈此方心腎兩補腎水上濟於心而心始清寧腎水不交於心而心氣擾亂水足而火無亢炎之災火退而心有滋養之歡也又方用定神湯亦効人參二錢棗仁炒研三錢白茯苓三錢懷山藥三錢枸杞子三錢黑料荳皮三錢遠志肉一錢天門冬二錢川黃連五分甘草五分丹參三錢水煎服

有人勞倦中暑服香薷飲反加火盛又服六一散更加虛火炎上面赤身熱其脉無力惟氣口與右關脉更虛大人以爲暑火之

未清也誰知是內傷其中氣乎凡人中氣充足則暑邪不能相犯暑氣之侵皆由氣虛招之也然則內虛發熱烏可不治虛而治邪哉況夏月伏陰在內用清暑之藥未免過於寒涼重寒相合反激動虛火之上升此陰盛隔陽之症也治法宜補陽以退陰然而陰盛陽微之際驟用陽藥以入于眾陰之中未必不扞格而不相入必熱因寒用始能不違陰寒之性以奏其助陽之功也方用順陰轉陽湯人參二錢白朮炒三錢茯苓二錢製附子一錢乾薑八分青蒿一錢白萹荳炒研三錢水煎探冰冷服之必出微汗而愈此方用薑附入于參朮之中未免大熱與陰

寒之氣不相合勢必寒熱相爭乃益之以青蒿之寒散投其所喜且又熱藥冷服使上熱得寒不至相激及到中焦寒性除然而熱性發不特不相格而且相宜矣又方用加味理中湯亦効

人參二錢　香薷一錢　白朮炒三錢　廣藿香一錢　廣陳皮一錢　乾薑八分　肉桂一錢　砂仁七分　神麴炒一錢

水煎探冷服

有人形體素虛忽感風邪遍身淫淫循行如蟲或從左腳腿起漸次而上至頭復不行于右腳自覺身癢有聲六脈極細而浮緩人以為奇病而有風也誰知是內傷氣血之不足乎夫氣血旺自能流行不息何至生病惟氣血有所虧損則陰陽之氣不能

護衛於皮毛之間所以有淫癢之症乎此氣血之衰而非純外感也夫氣血不衰外邪從何而入惟是氣血大衰而皮毛焦氣血少衰而皮毛脫氣血既衰少有微感身欲自汗邪又閉之而不能出遏抑於皮膚之間因而作癢不啻如蟲之行非真有蟲也傷寒症中汗多亡陽亦有身如蟲行之狀夫傷寒本是外感然至於亡陽則外感變爲内傷矣今非傷寒亦現蟲行之狀況脉得細緩非内傷而何治法宜大補氣血爲主少佐以祛邪之品則身癢自愈也方用補中益氣湯人參三錢黄芪五錢當歸三錢白术炒三錢廣陳皮一錢甘草炙一錢升麻一錢柴胡一

錢玄參一錢冬桑葉五片水煎服十劑全愈補中益氣湯原是大補氣血之神劑治内傷外感之靈丹多用參芪尤爲補氣氣旺而血亦旺氣血兩旺自能流行於肌膚也方中加玄參桑葉者身癢多屬火邪玄參能退浮遊之火桑葉善能燥濕而除汗因其汗閉肌膚遇風遇火而發癢故佐以柴胡之和解從血分而祛風復用升麻之清虛從氣分而提邪此治内傷補正兼解微邪之妙法也又方用歸芪蠶蝎湯亦効全當歸五錢黄芪五錢白茯苓五錢僵蠶一錢半夏製一錢大全蝎搗一箇廣陳皮一錢水煎服

有人色白神怯秋間發熱頭痛吐瀉食少兩目喜閉喉啞昏昧不省人事粥飲有碍手常揾住陰囊其氣口與中宮之脉大而虛弱人以爲傷風之重症也誰知是勞倦傷脾之故乎夫人本受陽和之氣身勞則陽和之氣變爲邪熱之軀不必有外風襲之而身始熱也頭者天之象也陽之分也諸陽皆會於頭陽氣旺則諸陽之氣上朝於天頂無外邪之感陽氣一虛則清陽之氣不能上升於高源而熱邪之乘薰蒸于頭而作痛清氣不升則濁氣拂亂故上吐而下瀉然人身之脉皆屬于目眼眶屬脾脾氣既傷目無所養故兩眼所以喜閉也脾之絡連于舌本散布

於舌下脾傷則舌之絡失養此語言之所以難也咽喉通於肺然脾虛則肺氣亦虛肺虛而咽喉難司出入心爲母脾爲子子病則母亦病母病則心之神明亂而昏瞀也陰囊亦屬脾脾虛則肝欲來侵頻搵其囊者惟恐肝木之尅土也治法大補其脾胃之氣脾胃之氣旺則諸症自易退矣方用加味補中益氣湯救之人參三錢黃芪蜜炙五錢當歸身三錢茯苓三錢廣陳皮一錢甘草炙五分柴胡一錢升麻一錢製附子三分廣藿香一錢南棗三枚生薑三片水煎服二劑輕十劑全愈病本內傷用補中益氣湯深中病情方中加入附子者蓋參芪歸朮非得附

子則其功緩而力不大建功亦不甚神况止用三分亦無太熱之虞同藿香之和中而理氣轉有反正還元之速也又方用醒脾湯亦効人參三錢黄芪蜜炙四錢白朮炒三錢白芍藥炒二錢甘草炙五分製半夏一錢川芎一錢廣木香七分柴胡一錢遠志肉一錢棗仁炒研三錢砂仁末七分水煎服

有人日坐於圍爐烈火之邊以致汗出不止久則元氣大虛口渴飲引一旦發熱氣口脉大無力而數人以爲外感風熱之邪也誰知是肺金受火熱之傷而津液竭乎夫肺本屬金最畏烈火之燒然外火雖不比於内火之傷外火旣受内火亦因之而起

二火相合煎迫更烈自然肺金不得其養所以毛竅空虛而汗出不已況肺乃腎之母肺受火刑自顧不遑何能生水以濟火乎然則治法不必純治風與火熱但宜補肺氣爲主更滋其腎水之旺水旺必能制火火息則肺金得養內自不能藏邪風從皮膚而入者仍從皮膚而出火從毛竅而受者仍從毛竅而息風與火皆散肺金安有不愈者乎方用滋水安肺丹麥門冬去心三錢桔梗一錢生地黃六錢白芍藥二錢天門冬去心三錢北沙參五錢黃芩二錢牡丹皮二錢玄參二錢肺霜三錢水煎服一劑而身熱解三劑而津液生再服三劑全愈此方肺腎同

治之法滋水正所以滋金安肺卽所以安腎倘不顧肺腎之氣
一味祛邪是因傷而益傷不變爲勞怯者幾希矣又方用加味
逍遥飲亦効生地黄八錢白芍藥二錢當歸二錢麥門冬去心
三錢黑山梔一錢天花粉二錢玄參三錢金釵石斛四錢紫菀
一錢水煎服

痰飲論

痰者人身之津液也生於脾胃蓋脾胃之氣盛則津液流行其痰不生內經曰飲食入胃游溢精氣上輸於脾脾氣散精上歸於肺通調水道下輸膀胱水精四布五經並行以爲常人蓋其氣血流行經脉條暢飲食變化之精微卽爲奉養生身之津液何痰之有一有所干痰必壅盛或因風寒暑濕之氣或因七情飲食之傷或貪肥甘酒色之損以致傷其臟腑則氣道壅滯脉絡不通津液凝聚轉化濁液變而爲痰爲飲爲多端怪證之病也因其津液無處不到則痰飲亦無處不有故痰之名不一今

于大概言之有風邪而生痰有寒氣而凝痰有暑熱而成痰有水濕而聚痰有氣鬱而滯痰有食積而結痰有氣虛而至痰有血虛而因痰有陰虛之火痰有勞瘵之虛痰有中酒之濕痰有長久之頑痰總總各別蓋人身之衛氣虛則津液聚聚則爲痰故上焦宗氣不足則胸膈喉間梗梗鼻息喘短由是津液不行生痰而不生氣也中焦榮氣不足則血液亦變爲痰然而津液乃血之化也故陰虛血弱陰火上炎肺受火邪不得清肅下行由是津液凝濁生痰而不生血也下焦真陰不足則水液亦變爲痰津液乃水之化也故真水有虧真火無制虛陽上浮腎不

變精而泛痰矣痰聚于肺則咳嗽上出乘於心則恍惚驚悸怔忡留於肝則眩暈不仁脇肋脹痛注於腎則咯而多痰唾壅於脾則身重少氣爲痞爲滿爲關格喉閉之類滯於經絡爲腫爲毒入於四肢則痠痛痿痹麻木不仁注於胸則咽膈不利流於腸則漉漉有聲蓄於胃則積痢不行散於背則揪觸一點疼痛因於風者則中風頭風眩暈動搖因於火者則嘔吐酸苦嘈雜癲癎因於寒者則傷寒中寒惡心吞酸因於濕者則腫脹泄瀉肢節重痛不能轉移因於七情感動或陰虛火旺勞瘵生蟲肌膚羸瘦咳嗽頻促痰涎壅盛此內因之痰也因於飲食所傷則

中氣滿悶腹中不利見食惡食不食不饑亦痰之所至也然亦有腰脊不利而因痰心腹皆痛而因痰往來寒熱而因痰癥瘕積聚而因痰咽嗌不利咯之不出咽之不下喉中如有梅核粉絮之狀亦皆痰之所成也痰既生病之物乎痰豈人身可無者乎散則爲津液聚則爲痰涎一身上下變化百病治當各隨所因而施其痰又分新久輕重形色氣味之辨新而輕者形色清白其痰稀薄氣味亦淡久而重者黄濁稠粘凝結膏糊咳之難出漸成惡味酸辣醒燥醎苦臭穢甚至帶血而出是以風痰則散之寒痰則温之熱痰則清之濕痰則燥之鬱痰則開之食積

痰則消導之氣虛痰則調補之血虛痰則滋潤之陰火痰則清降之勞瘵痰則補養之中酒痰則清利之其頑痰則鹹軟之在上焦之痰者吐之在中焦之痰者和之在下焦之痰者豁之有氣逆而生痰者順之經曰痰因火動必須降火爲先火因氣逆必須順氣爲要故治痰以理氣爲先健脾爲妙氣升則痰升氣降則痰降氣順則痰衰脾健則痰散所以治痰之法必以順氣健脾爲主其加減類推而用庶無悞矣至於飲者水也其證有痰飲有懸飲有溢飲有支飲有留飲有伏飲是也蓋其人素盛而今瘦水走腸間瀝瀝有聲謂之痰飲飲後水流脇下欬唾引

痛謂之懸飲飲水留於四肢當汗出而不出汗身體重痛謂之溢飲飲多欬逆倚息短氣不得臥其形如腫謂之支飲飲冷背寒如手大或短氣而渴四肢歷節痛脇下痛引缺盆欬嗽則轉甚謂之留飲飲後膈滿嘔吐喘欬發則寒熱腰背痛目淚出其人振振惡寒身瞤惕病謂之伏飲治法有四曰實脾曰燥濕曰降火曰行氣氣行則火自降脾實則濕自利利濕則土自燥土得燥而濕邪易於消散土得濕而水氣難於解分此治諸飲之大法不可不知也

痰飲辨案

有人腸胃之間瀝瀝有聲飲水更甚吐痰如湧氣口與右關脉沉而滑左寸脉微弱人以爲痰飲之在大腸也誰知是胃氣虚而生痰飲乎夫胃爲水穀之海飲食無不入於胃中遊溢精氣上輸脾胃下輸膀胱水精四布五經並行此胃氣之旺而然倘胃氣一虛水濕難轉輸於膀胱即變痰飲於腸胃之間故瀝瀝有聲也其症初猶不覺久之水之精華變爲混濁遂成痰飲團聚於呼吸難到之處而上湧矣然則痰之來也由於胃氣之虚痰之成也由於水氣之盛治痰必先消水消水必先健胃但徒補胃土之虚而胃氣終不能自旺蓋其胃氣之衰亦由心包之氣

弱也補胃土之衰必須兼補心包之火火旺則能生土土健則
痰飲自化也方用補心健胃湯白朮炒三錢白茯苓五錢肉桂
五分廣陳皮一錢半夏製一錢薏苡仁炒五錢懷山藥三錢人
參一錢炮薑三分石菖蒲一錢水煎服一劑痰少二劑腸胃無
聲三劑全愈此方即二陳合參苓白朮散也二陳湯止可助胃
以消痰今加人參菖蒲肉桂之温以助心包之火而生胃且能
引白朮茯苓入於膀胱以分消其水濕之氣得薏苡仁山藥燥
土以行其下流之水水去則土健而邪濕無黨痰飲自化也又
方用健胃化痰湯亦効茅山蒼朮去毛米泔水浸切片炒三錢

厚朴炒一錢人參一錢半夏製二錢白茯苓五錢廣陳皮一錢
益智仁一錢肉桂心一錢煨薑三片水煎服

有人水流脇下咳唾引痛不敢用力吐痰甚多兩關脉濡滑人以爲懸飲之症也誰知是胃氣怯而肝血弱乎夫飲水宜入於胃今反入於脇者何也蓋脇屬肝之部位肝氣旺則肝血足以統運自能拒絶外水之侵胃氣盛則胃土足以自强能受水穀以散精微惟其胃怯聽外水之侵肝而不能分其水之泛濫也故胃氣旺而水順行肝血弱而水逆留欲其水順而不逆者必得胃强而後可導其水勢之下行又宜助其肝血之弱使水勢之

不逆留於肝脇之中而仍轉輸於膀胱自然怯者不怯而逆者不逆也方用濟胃助肝湯人參一錢茯苓五錢川芎二錢荊芥一錢白芍藥炒三錢薏苡仁炒五錢廣陳皮一錢青皮一錢白芥子一錢水煎服一劑少減二劑脇下不引痛四劑全愈此方上能消膈膜之痰下能逐腸胃之水中能驅脇肋之飲助氣則氣旺而水濕降補血則血盛而懸飲祛也又方用加味六君子湯亦効人參一錢白朮炒三錢白茯苓五錢白芍藥炒三錢柴胡一錢川芎二錢化州橘紅一錢益智仁一錢半夏製二錢鱉甲煅研三錢甘草五分水煎服

有人痰飲流溢於四肢汗不出而身重吐痰不已兩關脉沉弦而右手三脉甚大人以爲溢飲之病也誰知是胃氣之壅肝木之鬱乎夫天一生水流灌無處不到一有瘀蓄則穢濁叢積水道泛濫而橫流旁溢矣凡水必先從咽喉而入胃蓋胃氣健則水始輸於膀胱而水何能叢積惟胃土之氣衰則水勢旁溢於四肢四肢者脾之大絡也脾胃爲表裏胃病則脾亦病然而四肢無泄水之路必化汗而出若水能化汗由於脾胃之氣不衰始能發汗今脾胃既已受病氣衰而不能行其力何能化汗乎身重者正顯水濕之徵也況四肢之水不能多蓄自然上湧而吐

痰矣治法必須順其性而勢利導之庶几泛濫之害可除胃土之壅可通而膀胱小腸之水自利然而胃土之壅由于肝木之尅也方用平肝利胃湯白术炒三錢白茯苓五錢白芍藥三錢柴胡五分猪苓一錢厚朴炒一錢澤瀉一錢半夏製一錢川桂枝一錢鮮桑枝三錢水煎連服四劑而痰少再服四劑得汗則身輕矣此方即四苓散之變方也加入桂枝之温熱以發其汗加桑枝之引羣藥入於四肢又能利水濕加柴胡之和解以舒肝木加厚朴之寬中以行氣滯復加半夏之辛温以消痰飲使上下流行氣無壅滯則痰濕之飲必自消化矣又方用桂苓飲

亦効川桂枝一錢白茯苓塊一兩薏苡仁炒一兩白朮炒三錢甘草五分柴胡一錢麻黃根五分枳殼一錢瓜蔞霜炒二錢水煎服

有人咳逆倚息短氣其形如腫吐痰不已胸膈飽悶兩關脉大而弦滑氣口與尺脉無力而遲人以爲支飲之症也誰知是胃氣之逆腎氣之虛乎夫胃爲水穀之海宜順而不宜逆順則水化而生津液逆則水聚而變痰飲逆於胸膈之間則飽悶難舒逆於肺道之中則氣短倚息胃爲腎之關腎虛而氣冲於胃則胃失其啓闔之權關門不閉反隨腎氣而上冲腎挾胃中之痰飲

而入於肺肺被邪氣之侵故見咳逆水腫之狀其症似乎氣之有餘而實氣之不足蓋肺主氣氣旺則邪濕不敢上犯氣虛則痰飲勢必相乘氣道既阻有碍升降故短息而不可以接續也治法轉胃氣之逆而痰飲可降補腎經之衰而中氣可順更扶肺金之虛則氣能接續矣方用轉逆丹懷山藥三錢薏苡仁炒五錢人參三錢白朮炒焦二錢懷牛膝二錢製附子三分廣陳皮一錢蘇子炒研一錢麥門冬去心三錢白芥子一錢水煎服二劑胃氣平再二劑胃氣轉再二劑咳逆短氣除再二劑飽悶如腫去再二劑全愈此方名爲轉逆丹若腎不逆則氣能納而

腎水足以灌溉於經絡胃不逆則水能化而津液足以遍行於臟腑肺不逆則氣道通而真元足以護衛於皮毛所以為逆而使之順也此等之病非補正氣則胃之氣逆必不能順於肺之中而肺之氣又不能納於腎之內倘日日治痰而痰轉勝必至耗盡津液則胃氣更不順肺氣愈逆而腎氣益不納勢必至於敗事而不已也又方用加味桂苓湯亦効人參三錢茯苓五錢麥門冬去心三錢懷山藥三錢白朮炒焦三錢破故帋炒一錢蘇子炒研一錢肉桂一錢叭噠杏仁研三錢廣橘紅一錢水煎多服而愈

有人終日吐痰少用茶水則心下堅築短氣惡水左寸脉沉細無力人以爲痰飲在於心也誰知是心虛而火鬱乎夫心屬火最惡者水也最喜者腎中之真水而惡外來之邪水若心氣不虛而外水焉能相侵惟是心氣一虛火先畏水而水即乘其畏而相侵火欲出而不得出自鬱於內而心之氣不得宣揚故築動而短氣非氣之真短也水既相侵則水正火之仇也傷水惡水又何疑乎治法不可徒利其水利水必須消痰而消痰必至損胃胃氣損而心氣愈虛水與痰終難去也必得補心以生胃又宜散鬱以利水則心氣自旺也方用壯心勝水湯白茯苓五錢

車前子二錢人參二錢遠志肉一錢甘草五分石菖蒲一錢柴胡一錢白朮炒三錢廣陳皮一錢半夏製一錢肉桂心五分廣木香五分水煎服一劑輕二劑又輕四劑全愈此方即六君子湯加味者也原是補心補胃解鬱利水並而行之心氣未有不旺者也心氣旣旺而火氣自通火氣旣通而胃氣亦盛胃氣旣盛何畏於鬱之不解痰之不散哉又方用益火化痰湯亦効人參三錢白茯神五錢益智仁一錢石菖蒲一錢澤瀉三錢肉桂心五分砂仁末七分蒼朮炒二錢生薑三片水煎服

有人口吐涎沫渴欲飲水然飲水又不能多仍化爲痰而吐出右

寸脉洪滑而左寸脉細數人以爲痰飲在上焦也誰知是心肺之熱而生痰乎夫肺主氣行榮衛而布津液周流於一身不可停住者也惟水邪乘之碍其肺之道路於是氣凝不通液聚不達遂火而變痰涎致令清肅之權失金自生火心又移熱焚燒最甚故引外水以救内火然内火終非外水可息外水亦非内火可消水不化津液而化痰涎之上出也治法宜清肺金之熱不使取給於外水則水不入肺而痰涎可祛然肺金之吐痰涎者不止水邪之入亦因心火之尅制也肺受火邪之刑原思外水以相濟水乃乘其渴而入之欲解肺金之熱必須清心火之

炎始能奏捷矣方用清心潤肺湯川黃連一錢天花粉二錢黃芩一錢麥門冬去心五錢白茯苓三錢桔梗一錢甘草五分廣陳皮一錢神麯炒一錢燈心五十寸水煎服一劑渴解二劑痰消三劑全愈此方清心肺之熱而痰涎易消然而痰氣過升肺必受傷故加麥門冬以潤其肺之虛而心胃亦未嘗不同潤也況有茯苓花粉之消痰而下行於膀胱則火隨水走其勢自順既能消痰又能降火亦能清心何至有火氣之刑金而吐痰哉又方用息炎湯亦效麥門冬去心五錢牡丹皮三錢白茯苓五錢黑山梔二錢貝母去心研二錢桔梗一錢甘草一錢天花粉

二錢鮮竹瀝三大匙水煎服

有人少氣身重日吐清水清痰就溫煖則喜處寒涼則畏右關尺脉沉滑而遲濡人以爲水濕之飲在脾經也誰知是脾腎之氣寒而火土衰弱乎夫脾爲濕土所惡者水也寒也所喜者火也燥也火衰則水勝水勝則火衰必然之理也蓋脾無火則不能消化而散精微則土爲寒土脾亦不能燥且有凝凍之憂即有微火僅可化水而不能化津但能變痰而清痰清水所以上吐而不下行下焦之火既微則陽氣亦不能衛護體安得不畏寒而身安得不重乎治法必須利水清痰以燥脾土之濕然而脾

中之火衰由於腎內之火微弱也今若不補腎中之火則釜底無薪土如冰炭安能大地陽回變濕污之地爲膏壤之區乎故必須補腎中之火旺而土氣亦旺土氣既旺則濕自除耶方用補火燥土湯白朮炒焦三錢白茯苓五錢肉桂一錢人參二錢破故帋炒一錢懷山藥三錢芡實三錢砂仁末七分益智仁一錢半夏製一錢生薑三片水煎服一劑吐止二劑不畏冷三劑全愈此方燥濕健脾者居其七補腎壯火者居其三似乎仍重在固脾而輕在補腎不知脾喜燥而惡濕腎喜濕而惡燥使燥腎之藥太多則腎先受損何以益脾乎此用藥之妙於權衡也

又方用加減六君子湯亦効人參三錢白茯苓三錢白朮炒焦
三錢廣陳皮一錢半夏製一錢肉桂一錢白荳蔻仁研五分懷
山藥三錢破故帋炒一錢車前子二錢炮薑五分水煎服

有人痰氣流行脇下支滿發嚔而痛輕聲吐痰不敢重咯左關脉
沉滑無力人以爲水氣在脇而成懸飲之病也誰知是肝氣不
舒鬱而生痰乎夫肝藏血而不藏痰宜痰之所不到然而肝氣
鬱則血不藏肝血不藏而痰乘隙入之脇下正肝之部位而肝
終不能多藏血藏則順痰藏則逆痰停脇下安得不支滿乎發
嚔而痛者以氣鬱未宣得嚔則鬱火欲出而不得出因而弔動

作痛也治法必須達肝氣之鬱少佐以消痰燥濕之藥則隨手奏功矣方用柴胡二陳湯柴胡一錢半夏製一錢甘草一錢黑梔子一錢廣陳皮一錢薄荷五分白芥子二錢青皮五分蒼朮炒二錢白茯苓三錢水煎服二劑而肝氣之鬱舒四劑脇滿之痛去不必五劑也此方專解肝鬱與肝火而消肝中之痰痰火鬱三則皆去自然肝氣和平血自歸藏寧尚有脇下之滿痛哉

又方用疏痰解鬱湯白芍藥三錢白茯苓三錢柴胡一錢香附製二錢化州橘紅一錢半夏製一錢神麴炒一錢甘草一錢青蒿二錢水煎服

有人水泛爲痰涎如清水入水即化診兩尺脉大而滑人以爲寒飲之上升也誰知是腎水不足而泛爲痰乎夫各經之痰皆外水入而化痰惟腎中之痰乃内水而變痰故心肝脾肺之痰可以攻可以吐可以下可以消可以散而獨治腎中之痰必須用純補之藥不可少間攻吐下之味蓋腎中之痰乃純陰之水所化陰火非陽火不能攝陽火非陰火不能伏陽火者水中之火也陰水泛而火微陽水旺而火伏治宜大補其水中之火又宜大補其腎中之水不必治痰而痰自止矣方用八味地黄湯原

熟地黄八錢懷山藥四錢山茱萸四錢澤瀉三錢牡丹皮三錢

白茯苓塊八錢肉桂二錢川附子製一錢水煎服一劑水泛爲痰者立時即消天下治痰之捷効未有勝於此方者也然亦止可治腎寒而泛痰者用之無不相宜若腎熱而水泛痰者必用六味地黄湯其功亦最捷然不可執此二方以概治痰也蓋痰非腎泛則痰爲外邪所因何可以治内痰者移而治外痰乎惟真正是腎水上泛者用之實効應如響然亦必須重用茯苓與熟地之分兩相同則腎水歸源而上中下三焦之濕氣盡行消化始無伏留之弊萬勿執定原方謂茯苓不可重用而輕之至後之治病不速効者多矣

有人吐痰純是白沫咳嗽不已日輕夜重右寸與兩尺脉大而數人以爲肺熱而生痰飲也誰知是腎火沸騰而移熱於肺之道乎此等之痰乃陰虛火動大約成勞瘵者居多即古之所謂吐白血也其痰一似蠏涎吐之不已必色變如綠涕之色即勞瘵已成而難以救療者也然其勞瘵而吐白沫是腎絶之痰也亦有未成勞瘵與陰虛之火初動而即成此痰與勞瘵已成者尚有分別何可置之不救世人一味治痰絶不識治腎之法不變成勞瘵而不止夫火沸爲痰者成於腎火之太旺由於水衰之極也水衰之極者亦因肺金之氣熱蓋腎可補而不可瀉補腎

水之衰卽所以瀉腎火之旺瀉腎火之旺卽所以清肺金之熱故用補陰之藥以制陽則陽必自和不可用瀉陽之品以救陰則陰反消亡倘見其腎火之旺而輕用黃柏知母毋論火不可以驟息痰不可以遽消且擊動其相火之炎而轉難奏功矣治法但壯水以濟火則火歸於寂藏宜補陰以逐痰則痰消於烏有方用壯水止沸湯原熟地黃八錢山茱萸四錢麥門冬去心四錢北五味一錢白茯苓四錢懐山藥四錢玄參二錢牡丹皮三錢白芥子一錢柿霜四錢水煎服二劑火沸之痰不知其何以去也此方宜連服十劑咳嗽亦止但不可見二劑之効便撤

飲不服蓋火沸之痰實本於陰虛而陰虛之火非多服補陰之藥則陰不能速長火亦不能即解也然而病者以此方爲續命之湯醫者以此方爲救人之劑幸勿輕棄之也又方用抽薪止沸湯亦効原熟地黃八錢建澤瀉三錢麥門冬去心三錢玄參二錢天門冬三錢女貞子二錢百合三錢大生地黃五錢款冬花一錢牡丹皮三錢黑料荳皮三錢水煎服

有人偶感風邪鼻塞咳嗽吐痰黃濁氣口脉浮數無力人以爲痰邪阻塞於胸膈也宜用吐法誰知是肺氣少衰而風邪乘之乎夫痰邪壅塞肺氣不通脉滑有力古人有用吐法而効者謂吐

中有發散之義得吐則肺氣宣通風痰立散然必大滿大實之症始可用吐如瓜蒂散湧出其痰而愈今鼻塞咳嗽吐痰黄濁肺脉無力此非大滿大實可比何必用吐法以除其邪且不宜吐而吐必傷胃氣胃氣傷而肺氣亦傷肺胃被傷舊疾雖去而新病復來一吐不已而再吐再吐不已而三吐必變爲不可治之症矣故毋論虛人不可吐卽實症亦不可輕用吐法卽用吐法之後亦必須守戒五臟反覆而氣未易復一或犯戒而變症蜂起矣況肺邪之嗽原易於表散蓋肺氣因風邪而閉塞非若頑痰凝結之難豁也故散其邪而肺氣自通肺氣通則痰自化

王道平平尚吐者霸道也霸道止可暫用而不可常用慎勿謂法使吐而神於表散也治法祛散外邪少益其肺氣則痰自去矣方用甘桔散邪湯桔梗一錢蘇子炒研一錢黄芩一錢麥門冬去心三錢半夏製一錢甘草一錢廣陳皮一錢茯苓三錢梨汁一合水煎服一劑鼻塞通二劑咳嗽止三劑痰涎化四劑全愈此方名爲散邪其實清肺化痰驅風散火爲王道和平之法又不傷其正氣非若霸道之吐邪而損胃也又方用紫桔清肺湯亦効紫苑一錢桔梗一錢甘草一錢黄芩一錢茯苓三錢北沙參二錢麥門冬去心三錢天花粉一錢川貝母去心研一錢

水煎服

有人寒氣入胃凝結成痰日日嘔吐左寸脉微細右關脉緩滑人以爲寒痰聚於胃也誰知是心氣不足而胃土之陽弱乎凡人胃氣旺則水穀入而化精微原不生痰惟胃氣弱則水穀入不化津液至變涎痰然而胃氣之弱亦由心火之氣衰也心火旺則胃土强心火衰則胃土寒内寒與外寒相合自然痰涎日多而上吐矣治法急宜祛寒其可緩乎欲祛胃土之寒必須補心火之旺火旺土强何痰之不化哉方用六君子湯加味治之人參二錢白术炒三錢白茯苓三錢廣陳皮一錢甘草炙五分半

夏製一錢肉桂一錢遠志肉一錢生薑煨三片水煎服二劑痰消而寒亦除六君子湯原是補脾胃之聖藥胃病而治脾者脾胃爲表裏脾健而胃未有不健者也更得肉桂遠志上補心火之衰而下尤補腎火心火旺而胃溫腎火旺而脾煖脾胃兩熱寒邪有不立散者乎又方用參附神朮湯更効人參一錢白朮炒三錢白茯神三錢附子製五分神麯炒一錢炮薑五分半夏製一錢當歸身二錢南棗三枚水煎服

有人熱氣入胃火鬱成痰其色黃濁敗穢不堪聞診右關脉洪大且數而無力人以爲熱痰之作祟也誰知是胃虛而生火乎夫

胃本屬土而喜陽和今胃火之盛何以胃土之衰也胃土衰而火生之似與胃相宜其實有不宜也然不知火有正火有邪火正火者能消水穀以生土散津液而灌溉不息邪火者燔爍滋膏以害土聚痰涎而鬱塞不通由是胃氣愈虛邪氣愈盛抑鬱而不伸以致痰涎凝結變爲黄濁敗穢不堪聞矣然則治法不必治痰涎之盛宜補胃氣之虛少加散火舒鬱之味則胃土復强消痰更易耳方用復土湯白术炒二錢白茯苓三錢葛根五分人參一錢甘草五分廣陳皮八分天花粉一錢金釵石斛五錢甘菊花二錢柴胡五分鮮竹葉三十片水煎服一劑胃中之

鬱解二劑胃經之火散三劑胃土之痰少四劑黃濁敗穢盡除也此方補胃重而瀉火輕以鬱火之痰原未常太旺故重在補胃而火可散兼解土鬱則中氣更易旺中氣旺則穢濁之痰不攻而自散也又方用助胃散濁湯亦効麥門冬去心三錢玄參二錢白朮二錢茯苓五錢甘草一錢白芍藥二錢廣陳皮一錢川貝母去心研二錢水煎服

有人平日好飲茶水又感雨露之濕更受墻垣地土之潮以致濕氣變爲痰爲飲肢節痠痛背心作疼臍下有悸脾腎脉沉遲無力人以爲濕痰之邪在中宮也誰知是脾經受濕而腎火衰乎

夫脾最惡濕必得腎火以燥之則汙泥之土始成膏壤水入脾中能散精微而無有伏留之害惟是腎火衰微不能薰蒸脾土而脾愈寒而土愈濕脾既寒濕自易變痰而不變精也治法補脾胃以健土不若補腎火以生土然因二臟之氣衰俱不可缺必須補脾之中而行其壯腎火之法則兩得之益矣方用五苓散治之白朮炒焦五錢猪苓一錢澤瀉一錢白茯苓五錢肉桂一錢半夏製一錢桑枝三錢生薑三片水煎服一劑臍下之悸除二劑肢節背心之疼止四劑痰飲盡消六劑全愈五苓散乃利水之神劑也肉桂溫命門之腎火得桑枝引肢節之濕痰盡

化於膀胱而不上走況有猪苓澤瀉之分利而下行也尚恐舊痰已化新痰又生故加半夏以消之更助茯苓白朮之醒脾而燥土尤慮脾中之寒濕不能速行復加生薑之温散而通之所以能奏健土之功也又方用火土兩健湯亦妙白茯苓五錢薏苡仁炒五錢白朮炒焦三錢懷山藥三錢肉桂一錢半夏製二錢乾薑五分桑枝三錢水煎服

有人陰虚枯槁肺氣困乏嗌塞喉乾咯痰動嗽氣口與尺脉數大而虚人以爲肺氣之熱也誰知是肺金之燥乎夫肺金之燥必非一日夏傷于熱秋必病燥肺屬金而畏火夏火炎炎肺金不

能敵火氣之刑陰乃傷矣然而肺既受火刑即宜發燥何待火退金旺之時反現燥象何也不知火旺刑金之際而金尚有液養猶可以敵火之炎迫火令既過金主其事秋金本燥燥以遇燥轉難濟肺金之乏勢必求外水以止枯渴然而外水止可入胃而散津液終不可以入肺而動痰涎且肺氣既燥金難自顧於是清肅之令不降何能下生腎水以濟火乎况腎主五液腎水不生則五液亦不能布又何能上奉以供肺母之枯槁自然肺氣益燥乾咯而動嗽矣治法似宜固脾胃之土以生肺金之乏理正而無害然而健脾助胃之藥必定温暖香燥性非凉潤

以燥投燥熱以濟熱豈是救燥之道也必須於潤肺之中而行其補腎之法使腎水足而肺金得腎之液以相養所謂子孝而母心歡母貧而子安能樂乎且肺金之氣夜藏于腎中故補子而養母則枯燥可潤補母而生子則痰熱可清也方用子母潤燥丹麥門冬去心五錢原熟地黃八錢蘇子炒研一錢白芥子一錢甘草一錢桔梗一錢天門冬三錢山茱萸三錢北五味五分人參一錢北沙參三錢柿霜五錢水煎服四劑肺氣潤二十劑全愈此症陰虛枯槁必得多服取効用二冬沙參柿霜以潤肺燥用熟地茱萸以補腎陰用人參五味回元氣而生津液也

恐過於補腎下降而不上行於益肺故加桔梗以引經使益肺多於益腎復增蘇子以順肺金之氣白芥子以消膜膈之痰甘草調和于上中下之間何愁燥咯之不潤也又方用加減甘露飲亦効原熟地黄五錢大生地黄五錢天門冬三錢麥門冬去心三錢玉竹三錢桔梗五分川貝母去心研二錢甘草一錢金釵石斛五錢鮮白花百合五錢梨膏五錢水煎服

有小兒痰氣壅阻竅隧不開手足逆冷有如風症關脉軟弱帶滑人以爲慢脾之風也誰知是脾虛而痰盛乎夫小兒以脾健爲主脾氣不旺則所食之水穀不散津而聚痰痰聚既盛則經絡

之間無非痰涎以致竅隧閉塞氣不能展舒蓋脾主四肢手足者脾之所屬也脾氣既不能展舒何能運動夫手足乎此四肢之逆冷實因於氣虛之故非外來之風也然風性甚動而且急若使果有真風入內其脉必浮而有力其病之來也甚驟所謂疾風暴雨勢不可當安有迂緩舒徐者乎無奈世人認為慢驚風悮治妄用鎮驚驅風豁痰開竅之藥亂投愈損脾胃之元氣又招外邪入內遂至危亡而不可救深為痛惜使早用健脾益胃少佐以祛痰之藥則無兒不可活也方用四君子湯加味治之人參五分白茯苓二錢白术炒焦一錢廣陳皮五分薏苡仁

炒二錢乾薑二分砂仁末三分天花粉五分甘草三分水煎服
一劑似風之症止二劑痰涎之病消三劑全愈此方健土以消
痰和中以燥濕又能通氣以溫四肢痰消則竅隧多開濕去則
似風之狀全除氣旺則手足逆冷皆溫益人甚多執此方概治
小兒脾胃之虛痰無有不愈者果能始終用之可免於夭枉之
害矣又方用健土溫中湯亦効人參一錢白朮炒焦一錢茯苓
二錢甘草三分半夏製五分廣橘紅五分枳殼三分乾薑二分
益智仁研三粒白荳蔻仁研三分水煎服
有人因老痰結成粘塊凝滯喉嚨之間嚥之不下吐之不出關脉

況數而大人以爲痰氣不清阻塞於喉間也誰知是肝氣甚鬱而痰涎凝結乎此等之痰必成黃穢之色留於膈膜之上也老人虛人最多此痰非舒發肝木之鬱氣斷然不能消徒舒肝木之鬱氣不大補肝中之陰則脇間之燥必然不能潤膈膜之痰亦不能化然而肝中之陰即腎水之所滋也故補肝必須補腎而兼消痰始能祛除也方用解鬱潤燥丹白芍藥五錢香附製一錢青黛五分浮海石研一錢天花粉一錢白芥子一錢玄參二錢白茯苓三錢懷山藥三錢水煎服二劑而痰易吐又二劑痰易嚥下再服四劑痰塊皆開更服四劑而老痰盡消矣此方

肝腎兩治若腎水盛足以養肝肝得水養則氣鬱能舒而肝中之痰有不解散者乎然其老痰凝滯不散最難速化用此方必須多服但不可責其近功耳又方用舒鬱寬膈湯亦妙白芍藥三錢沉香鎊五分浮海石研一錢神麯炒一錢白芥子一錢黑梔子一錢生地黃竹瀝拌炒五錢真川鬱金一錢化州橘紅一片瓜蔞仁研三錢水煎服

有人痰在膈上氣塞不能伸似滿實之狀右關脉滑數而洪人以爲邪在上焦也誰知是邪在中焦乎夫上病宜療下下病宜治上中病宜消可也何以古人用吐法而能愈乎此亦一時權宜

之法非可常用之道世人遵張子和之教一見滿實之症便用吐藥誰知僅可不吐矣凡見實滿之症下之爲順吐之爲逆因其痰涎上壅於膈原是胃火盛而上升也若用吐法[illegible]提其氣之上行反增病而傷氣也不若直瀉胃火之有餘自然胃氣消和無滿實之病則痰涎頓消於烏有矣何必湧吐以動五臟之反覆而損傷其元氣也方用開痰除滿湯天花粉三錢厚朴炒一錢枳實一錢半夏製一錢白茯苓五錢益智仁研一錢石膏五錢水煎服一劑滿實平二劑痰涎盡下三劑全愈此方瀉胃火而開痰涎實有奇功雖其性甚迅烈不平然勝於吐法實多

也世人欲用吐法者先用此方不効後再用吐藥未遲實有益於生命無窮幸勿哂醫學平庸謂用藥之膽怯也又方用化痰湯亦効瓜蔞實三錢半夏製二錢玄明粉二錢枳殼一錢甘草一錢石膏五錢竹葉五十張水煎服

有人遍身俱長大小之塊纍纍不一脉細滑而數人以為痰氣成之也誰知是氣之不行津液凝結成痰生塊而不散乎夫怪病多生於痰身中長塊亦怪病之一端也然而痰生塊結必有其故蓋痰之生也本乎濕塊之結也成乎火故無濕不能生痰無痰不能成塊無火不能遍行於週身然痰雖成於濕火亦因氣

衰之故苟若身中之氣旺而濕又何留濕既不留痰又何從而凝塊又何從而結乎治法欲消其塊必先清火亦不可純清其火惟在於消痰又不可全消其痰而在於順氣但順氣之中而兼用補氣之藥使氣旺則津液流行氣順而痰自消化也痰既消化何慮塊之不消化也方用加味二陳湯治之人參一錢茯苓三錢白朮炒焦三錢廣陳皮二錢半夏製二錢白芥子二錢川黃連薑汁拌炒一錢白蒺藜三錢水煎服十劑塊消一半三十劑全消此方本是順氣消痰之聖藥亦能健脾壯氣之神方但宜多服見効因塊在遍身肌肉之間其功緩而不迅速消塊

而不傷刑化痰而不損氣也又方用礬石消壘散亦効半夏製二錢澤瀉二錢白朮炒焦三錢白茯苓五錢薏苡仁五錢附子製二分人參一錢甘草五分白礬一錢川黃連竹瀝拌炒一錢廣橘紅二錢水煎服

有人性喜食酸因多用梅杏得痰飲之病日間胸膈中脘如刀之刺至晚而胸膈痛止膝䯒大痛兩関脉滑而實人以爲胃中之寒痰也誰知是痰飲隨氣升降而作痛乎夫痰在上焦宜吐痰在中焦宜消痰在下焦宜瀉然痰之生也本在胃痰隨氣而上升於胸膈之間過酸而收歛其痰飲於上焦而不能接不可用

消痰瀉痰之法必用吐藥以除之惟是湧吐之後五臟反覆必傷胃氣況多食酸味之人則肝木必旺而恣肆其横逆之勢更又酸歛其痰邪上膈有碍以傷中州之土矣治法於吐中而仍行其助胃平肝之法使吐痰無害於正之爲善也方用倒痰六胃湯參蘆五錢瓜蒂七枚白芍藥五錢白芥子三錢竹瀝二合薑汁一滴水煎沖和服一劑必大吐而盡去其痰涎則疼痛如失然後用六君子湯調理忌油膩大葷十數日而無再發之患矣此方用參蘆以扶胃氣用白芍以平肝木用白芥子竹瀝共同瓜蒂而吐去其經絡膈膜之痰病必速愈得治痰之益而無

吐痰之憂也

有人偶食難化之物忽然動驚因而飲食減少形體憔瘁面色黄瘦顛寒作熱數載不愈關脉弦滑緊盛有力人以爲勞瘵之象也誰知是痰裹其食而不化乎夫傷食之病未有手按之而不痛者况痰裹其食疼痛尤甚何以經歳經月而人未知也且食至歳月之久宜當消化何久留在腹乎不知食因驚而留於腹者食存於胃之兩旁被驚痰裹之中有路可通水穀反得其道所以不知疼痛但現面黄憔瘁瘦削之形食因痰裹痰既不消食亦不化故有留中數載仍爲舊物人亦莫知其留中之故乎

然而驚氣歸肝故寒似瘧疾熱似勞瘵倘以瘧疾療之則驚氣不能解若以勞瘵治之則食痰更難化何能痊愈哉治法宜開其痰定其驚安其神消其食數載之病一朝可去也方用釋驚導滯湯白芍藥五錢當歸三錢青木香二錢大黄三錢枳實錢白芥子二錢九製胆星一錢白茯神三錢半夏製二錢甘草一錢神麯炒二錢山查炒二錢飴糖三錢水煎服一劑而痰食盡下驚氣皆除不必再劑此方豁痰消食專走肝胃之間而定驚氣所以奏捷如神耳前方加鱉甲醋煆研三錢製附子一片廣陳皮一錢更妙

壽命無窮

壽命無窮卷之二

中風論

内經曰風爲百病之長邪之乘人者諒由眞氣先虧榮衛不密風邪襲之猝然倒仆則爲眞中客於脉則爲厲風客於臟腑之俞則爲偏風風氣循風府而上則爲腦風自腦户而合於太陽則爲目風飲酒見風汗出則爲漏風入房汗出當風則爲内風入於腸胃則爲腸風外客腠裡則爲泄風正風邪風各有輕重經云正風者從一方而來卽合時之正氣其中人曰淺合而自

去邪風者冲後而來謂之虛邪賊風其中人曰深不能自去中於上則痰涎壅盛中於下則小便遺溺在表症則惡風惡寒拘急不仁脉浮而有力也中臟者多滯九竅唇吻不收舌不轉而失音耳聾眼瞀大小便秘結痰涎壅盛語言不出也中血脉者口眼喎斜語言不收痰涎不利手足癱瘓也若便溺阻隔收不能舉口不能言此中經也又論五臟之中其證各有不同當推經以明之素問云心風之狀汗自出惡風唇舌焦而津絕善怒色赤而好偃仰不可轉側左寸脉浮而有神者可治若唇面青黃赤白黑其色不一眼目瞤動口不能言者心絕也肝風之狀

多汗惡風善悲色微蒼善怒左關脉浮而有力者可治若眼合直視唇面俱青脉無神者肝絶也脾風之狀多汗惡風身體怠惰四肢不欲動色薄微黄不嗜飲食腹滿而大脉浮而緩者可治若手足不舉唇吻手散右關脉弦急者脾絶也肺風之狀多汗惡風色皏然白時咳短氣晝日則差暮則甚氣口脉浮而不至者可治若失血妄言鼾睡自汗脉散亂者肺絶也腎風之狀頸多汗惡風食飲不下鬲塞不通腹善滿失衣則䐜脹食寒則泄診形瘦而腹大少陰脉有力而浮者可治若遺尿面黑脇下生黄點者腎絶也然亦有四時不從之氣被風之厥者其過何

也内經又謂風者善行而數變或爲寒熱或爲寒中或爲熱中或爲癘風或爲暴仆或爲蒙昧或爲喎僻或爲癱瘓或語言蹇澁或痰涎壅盛或喘乏脹滿或癲厥狂妄或偏枯失音或歷節疼痛或癮疹瘙癢或鼻崩眉墮或聾盲瘡癩皆起於風也大法有四一曰偏枯謂半身不遂也二曰風痱謂身無疼痛四肢不收也三曰風懿謂奄忽不知人也四曰風痺謂痺類風狀也東垣曰中風者非外來風邪乃本氣病也凡人年逾四旬氣衰之際或因憂喜忿怒傷其氣者多有此症以致賊邪不瀉或在左或在右邪氣反緩正氣卽急正氣引邪喎僻不遂邪在於絡肌

痹不仁邪在於經卽克不勝邪入於腑卽不識人邪入於臟舌卽難言口吐痰沫其脉浮軟者自虛而得之實大者自熱而得之弦緊者汗出而得之喘乏者飲酒而得之脹滿者自風濕而得之癲厥者自勞而得之偏枯失音者自陰虛而得之手足不遂語言蹇澁者自房勞而得之鼻崩眉墮者榮衛之氣不至而得之癮疹濕痺歷節疼痛者因醉入房而得之聾盲瘡癩自五味飲食冒犯禁忌而得之種種風狀不離五臟六腑而生然因其内本空虛而外邪相犯後人認爲中風之證而用疎風解表之劑或投消耗攻裏之藥則誤之甚矣但内本無風散風則傷

其衛內本無實攻之則損其榮以內傷之虛體而復傷其榮衛遂成疴疾之難痊矣且夫偏枯之證內經有曰汗出偏沮曰陽盛陰不足曰心脉小堅急曰腎水虛初未嘗指定爲風也蓋因其真氣不周而致者然氣非血不行血非氣不化真氣不周則血脉亦不周譬如樹木之衰一枝津液不到即一枝枯槁人之偏廢亦猶是也故治此者只當養氣和血使充澤一身而病可愈矣有風痱之證內經有曰內奪而厥則爲瘖痱心腎敗而舌強神志離矣此腎虛也夫腎藏精而主骨肝藏血而主筋腎爲母肝爲子腎水不足肝子無所養而筋骨痿弱之病成矣故治

此者只當壯水以養肝滋血以潤燥則真陰自復若純用踈風散汗之法則風能燥濕汗能耗液肝必愈燥血必愈枯非所宜也亦有風懿之證卽卒倒昏憒之候內經有曰血氣者人之神腎氣者志之用夫神志不亂何由昏憒根本不傷何由卒倒根本者腎陰也腎中之水虧則病在精血而多熱多燥腎中之火衰則病在神氣而多寒多滯若水火俱傷則形神俱敗難爲力矣亦有風痺之證卽麻痺不仁之屬因其氣血不至所以不知痛癢內經又曰營氣虛則不仁衛氣虛則不用營衛俱虛則不仁且不用肉如故也但治此者只宜培養元氣塡補真陰使氣

旺血充則風自治也肥人之中中以氣痰形盛於外而歉於內也瘦人亦有中者中以火熱陰氣偏虛而火暴逆也然亦有汗出不止者營衛之氣脫也或手足厥冷而遺尿者命門之氣脫也或四肢癱瘓手足無所用者肝脾之氣敗也或口開不合口角流涎者脾胃之氣脫也或昏仆無知語言不出者神敗於心精敗於腎也凡此諸證皆屬虛脫之候慎不可作風病治之故河澗所謂中風者亦非外中之風全是將息失宜水不制火則陰虛陽實而熱氣怫鬱心神昏冒猝然倒仆而不知耳丹溪云西北氣寒爲風所中誠有之矣東南氣溫而多濕有病風者非

風也皆濕生痰痰生熱熱生風也若誤認爲痰而再行消散則元氣日索而偏枯痿廢之證不免矣雖有外邪痰氣亦皆因虚所致宜當以補養爲主而微兼治標可也若但治標而不治本邪亦不退而元氣先脱矣故經曰不能治其虚安問其餘正此之謂也

中風辨案

有人驟然猝倒痰涎壅塞口不能言汗如雨出手足懈弛舌卷囊縮小便自遺六脉沉伏人以爲中風之急症誰知是陰陽兩脱此至危之症刻不可緩生死反掌間耳若作風治下口立亡須

用三生飲救之人參二兩製附子六錢製南星三錢製半夏三錢水煎服一劑而囊縮伸脉見小便止再劑舌不卷乃能言始可用别湯調治也人疑此方過於猛烈不知病來甚暴非此斬關奪門之藥何能直入臟腑而挽回失散之元陽起暴絶之危候故重用人參附子以救之否者關門閉塞雖有天兵勇將何能奏其捷也後用六君子湯加炒熟地當歸附子連服十數劑汗止而安再用十全大補丸加虎脛骨三兩日服則手足運動而無癱瘓之憂也

有人平素内熱一旦顛仆目不識人左手不仁陰脉數而虚惟關

脉浮大人以爲中風之症誰知是腎水不足以養肝肝氣甚燥木自生火火旺招風以致猝然顛仆非真中風也若作風治而用風藥鮮不立亡即作氣虛治而投壯陽之品則火愈熾而陰愈涸也必須大補腎水以養肝氣而左手之不仁可以復愈故用六味地黃湯加味治之熟地黃一兩白芍藥一兩山茱萸五錢懷山藥五錢當歸身四錢雲茯苓四錢牡丹皮四錢建澤瀉四錢白芥子二錢小柴胡一錢水煎服一劑而目能識人四劑而手知痛癢十數劑全愈六味地黃湯非治中風之藥也今用之以取愈何也地黄壯水滋陰白芍當歸養血以平肝木木平

則火降而風自寧也況益之柴胡白芥子以疎通肝氣而消其木中之痰痰清而氣自行水足而內熱頓除外體自適亦何至左手之不遂哉又方用加味逍遥飲亦妙熟地黄一兩當歸身三錢白芍藥一兩白甘菊花二錢天花粉二錢白茯苓五錢牡丹皮三錢小柴胡二錢甘枸杞三錢麥門冬三錢水煎服

有人無故猝然倒仆心驚肉跳口不能言手足不能運動痰聲如鼾惟雙目能動脉多斷續人以爲中風之危症也嗟乎此痰病而非中風也天下怪病多生於痰而痰病多成於濕濕痰結而不散乘於孔竅經絡之間往往有見神見鬼而忽然猝倒者即

呼爲中風悮矣然則治法宜當大補氣血爲先氣行則痰自化血盛則語言可利而手足自便也方用十全大補湯稍加袪痰之味治之人參三錢黃芪蜜炙三錢白朮炒五錢白茯苓五錢甘草一錢原熟地黃竹瀝拌炒鬆五錢當歸三錢白芍藥三錢川芎二錢肉桂一錢製半夏二錢生姜一錢竹瀝三錢冲服一劑而口能言二劑而心驚肉跳止三劑而鼾聲息十數劑而手足自能運動矣調理月餘則氣血充澤而諸病全愈也此等之證世人皆以風治多致僨事不起誰知類中風之症而實無風也故東垣有云中風者皆由元氣不足則邪勝之卒倒僵仆皆

氣虛也宜益氣則風自除河澗所謂水不制火宜當益陰然其證屬陰陽兩虛而後津液不行凝聚爲痰而致者並宜固之此方是也

有人猝倒之後先用風藥耗其氣血一致六脉軟弱半身不遂而成偏枯乎夫中風之症萬人中而間生一二者也豈可因一時猝倒概投風藥而耗其元氣也若因氣虛而猝倒者須用大補氣之藥而少佐以消痰之味焉有成偏枯之患乎惟其過於祛風以耗其氣必至右半身之不遂若過用祛風以耗其血必至左半身之不遂矣夫猝倒之時本正氣之不能主宰也乃不補

氣而轉虛其氣欲氣之週遍於身何可得乎方用加味參苓白
朮散治之人參五錢白茯苓三錢白朮炒五錢製半夏二錢廣
陳皮一錢製附子一錢水煎服在左加當歸三錢竹瀝炒熟地
一兩甘枸杞三錢川芎二錢五劑而手足能舉再五劑而步履
可行矣再服十﹅劑而元氣皆復矣凡爲偏枯之症非重用參朮
地黄則陰陽之元氣不能驟復與其日後而多用補劑亦必不
能速効不若秉其將絶未絶之先急爲多用而濟之則偏枯可
愈也若右半身不遂可用六君子湯亦妙人參五錢白朮炒五
錢白茯苓四錢甘草炙一錢製半夏二錢廣陳皮一錢黄芪三

錢玉竹五錢水煎服若右半身無恙而偏枯在左者可用四物
湯甚妙原熟地竹瀝拌炒一兩當歸身五錢白芍藥三錢川芎
二錢枸杞子三錢川續斷三錢懷牛膝三錢製何首烏五錢水
煎多服取愈所謂補氣之功速補血之功緩也

有人患久痢之後一旦昏仆眼瞪手撒小便自遺汗大出不止喉
如拽鋸之聲脉微而不現人以爲中風之症誰知非中風之病
乃陰陽兩亡之脱證也夫久痢亡陰失汗亡陽營衛之氣脱也
小便自遺者命門之火亦脱也本不可救急灸其氣海之穴而
陽氣得續亦有生者雖然陽氣漸回而不用補陽之藥陽氣隨

回而隨絶也方用參附湯人參一兩製附子三錢水煎湯灌之若能下咽而人不死矣夫氣海之穴前以丹田相通乃生氣之源也故炙之而陽回非助之以人參附子則氣回於無何有之鄉此人參所以爲脱症之奪命丹歟又方可用參术桂附湯更妙人參一兩於潛白术土炒一兩肉桂心一錢製附子二錢水煎汁灌之

有人身忽猝倒兩目緊閉昏暈不識人卽子孫亦不相識左寸關脉虛滑人以爲中風之症誰知是心氣之乏絶痰走心竅之間而心氣因之不通不能上達於大眥故目緊閉而不識人也若

以為風悞矣究其所以然者葢由平素不慎起居日以勞心致營血耗散而後痰涎乘之一時昏暈而猝倒治法急補其心君之火而佐之祛痰之品使心氣一通則睛明之竅亦啟而兩目自開也方用參附白朮湯治之人參五錢白朮炒三錢赤茯神三錢淡附子一錢鮮石菖蒲汁一錢竹瀝三大匙姜汁一滴水煎服一劑而目開再劑而人識矣此方用參朮菖蒲茯神以救心氣之絶然非假附子之力斷不能破圍而直入卽用參附而不用竹瀝姜汁則痰涎間隔恐附子之勇難以祛除其暴又助以菖蒲者借其向導引附子羣藥徑達心宮祛除之力甚速也

又方用加味三生飲亦妙人參五錢白术炒五錢製附子一錢南星製一錢半夏製一錢石菖蒲一錢遠志肉一錢丹參三錢水煎濾清入竹瀝三錢通薑汁一滴冲服

有人口眼喎斜身欲顛仆腹鳴頭眩右關尺脉濡弱而遲人以爲中風之病也誰知是濕氣與痰飲之症乎夫濕痰之證由於脾氣之虛也脾土一虛不能化乎水亦因命門之火微也命門之火微則元陽之氣不能生化於脾則氣不散津而散痰於是痰濕之氣同注於脾而腹鳴乘於口眼而爲喎斜不正乘於上眩暈頭重而足輕故身欲顛仆似乎中風而實非風也方用六君

子湯加味治之人參三錢白朮炒五錢白茯苓五錢炙甘草一錢廣陳皮一錢半夏製二錢車前子二錢肉桂一錢大棗三枚生薑一錢水煎服四劑腹鳴頭眩止再服四劑而口眼之斜漸正矣此等之證原無風之可祛單健其脾土之氣而土勝自能制水又慮其水冷不化津而化痰故佐以肉桂之溫而能行且能助命門之火命門不寒則膀胱之氣化自易分利也所謂大地陽和則冰消雪化必無阻隔之虞矣

有人一時猝倒發狂號呌口吐痰涎起坐不寧目不識人變身發瘢数日隨變瘡癤其脈浮數有力此爲真正中風之症蓋其人

元氣未虛一時爲風邪所中正氣以邪氣相戰兩不肯負於是
而痰涎生於是而狂叫起心中如焚坐立不安目不識人内熱
熾盛故紅痱燦爛於肌膚火毒難消於腠裡致變爲瘡癤治法
先袪邪清熱掃蕩賊風風去則正氣無傷而安矣方用掃風湯
荊芥三錢防風二錢半夏製二錢白茯苓三錢黃芩三錢廣陳
皮一錢五分天花粉二錢秦艽二錢甘草一錢水煎入竹瀝三
錢薑汁一滴沖服一劑而狂叫定二劑而痰涎消四劑而痱化
後用加減六味地黃湯生地黃一兩白茯苓四錢懷山藥五錢
牡丹皮四錢建澤瀉四錢荊芥穗一錢赤芍藥三錢犀角尖鎊

三錢甘草一錢麥門冬五錢玄參二錢水煎服二十餘劑而瘡癬自愈矣此等之症正不多見即見之亦不識是真中風之症故獨表而出之

有人猝倒之後遍身不通手足不收六脉浮軟人以爲中風而成癱瘓也不知血虛而氣亦弱也夫經曰手得血而能握足得血而能步今不能握不能步者正坐於血虛耳然而氣血未嘗不相兼而行者使氣足能生血而血可以供手足之用今氣既不足是氣與血有反背之失欲血之蔭手足也得乎故不獨手足不收而兼一身盡不通也夫手足不收者猶在四隅之病而一

身不通者實腹心之患也即内經所謂風痱之症也治法似乎純補其血不必補氣也然血非氣不生氣非血不化故用陰陽雙補則風痱之症自痊矣方用八珍湯加味治之人參三錢白术炒三錢白茯苓三錢炙甘草八分原熟地一兩當歸酒炒三錢白芍藥酒炒三錢川芎二錢黄芪蜜炙五錢半夏製二錢廣陳皮一錢水煎服四劑即知痛癢服十劑漸能步履矣再服二十餘劑全愈若作風治而用風藥風必耗血愈見乾枯必成廢症矣前方加肉桂少許爲十全大補湯更神効耶

有人頭面腫痛口渴心煩脉大而數一旦猝中手足抽搐言語不

出口眼喎斜人以爲中風之症也誰知是中火之病乎夫火生於木之中火藉風之力似乎中火即中風也人謂不解其風則火從何而息嗟乎中火而祛風非所以治火也火所最惡者水也火所最喜者風也祛風以息火則火之焰更熾正中其火之所喜也滋水以救火則火之光自消正因其所惡之水也況中火之症內實無風若用祛風之藥則毛竅盡開反足以通火之路反引風而入內矣河澗以爲熱甚制金不能平木皆非外中之風乃因內熱而生本治中火之症而反醫成風病者多矣治宜清金補水之藥濟之方用滅火滋水湯黑玄參五錢北沙參

五錢熟地黃一兩麥門冬五錢白茯苓三錢山茱萸四錢北五味一錢白芍藥三錢牡丹皮三錢白芥子一錢水煎服二劑而心煩定四劑而喝斜正十劑而語言清口渴亦止再服十劑而手足不搐搐矣蓋此方全不去治風而用熟地沙參麥冬萸肉五味之類純是清金壯水添精之味自然水足而火息何必用風藥以搜風哉或曰不用風藥是矣獨不可用涼劑以瀉火乎不知此火乃虛火而非實火也實火可瀉而不可補虛火宜補而不宜瀉若瀉之重增病也况玄參丹皮之品原能去無根之火未嘗不於補中有清之意何必更加寒藥以瀉火哉又方用

甘露飲亦妙原熟地一兩原生地一兩天門冬五錢麥門冬五錢地骨皮五錢金釵石斛一兩北沙參五錢牡丹皮四錢北五味一錢白芍藥三錢水煎服

有人一時猝中手足搐搦口眼喎斜左尺脉浮大無力神思則清語言如故人以爲陽虛而中風也孰知不然夫陽虛猝倒未有不神昏者也今之猝倒其心中明了狀似陽虛乃陰衰之中耳蓋陰衰者腎中之真陰衰也水精乾涸不能上交於心故痰來侵心一時迷亂而猝中及痰氣既散而心之清如故也治法不必治心惟直補其腎若腎中之真陰足而腎自交於心心腎既

交而風證自除痰亦不侵心宮也方用填陰祛風丹熟地八錢製何首烏五錢山茱萸四錢麥冬三錢山藥四錢白芥子一錢懷牛膝三錢北五味一錢破故紙一錢製附子三分水煎服一劑而捽搐除再劑而口眼正連服十劑而平復如常矣此方純是填精壯水之品何無一味風藥以治風乎何也然病之起者非一朝一夕所能致實由内傷真陰營血有虧内熱已久煎熬津液凝結爲痰壅塞心竅不得通利熱極生風亦致猝然僵仆類如中風之證而實無風也東垣所謂中血脉者口眼喎斜故用地黄首烏之陰以補其血使血盛風滅之意然而中血脉之

病當治以血藥是矣何必又用熱藥之多事乎然不知內傷之熱爲虛熱用陰藥太多未免過於膩滯少加附子故紙之溫以行其血脉之氣非假之以助其火也水得火之氣則水化易速生何必再去袪風以重虛其營氣哉又方用小八味湯加味治之亦神効原熟地黃八錢懷山藥四錢牡丹皮三錢山茱萸四錢白茯苓三錢建澤瀉三錢肉桂五分北五味一錢玉竹三錢麥門冬三錢水煎服

有人遍身麻木脉浮而濡其體又不顛仆狀似中風之象然而風則有之而非中也丹溪曰麻是氣虛木是濕痰與血之不充也

其不痛不癢者病久入深營衛之氣澁經絡時疎雖有風邪亦不能作痛皮膚不營故週身麻木而爲不仁也治法不可不治風而又不可直治風不治風則風不能達於外直驅風則風必耗其內侮所不勝反客爲主留而不去也必須於補氣補血之中而佐之祛風豁痰之品則氣血亦不傷而風又易散也方用陰陽兩補湯治之人參三錢熟地黃五錢黃芪蜜炙三錢葳蕤三錢當歸三錢白芍藥三錢白朮炒二錢天花粉二錢秦艽一錢羌活一錢製附子三分水煎連服四劑身知痛癢十劑而無麻木之患矣人參黃芪葳蕤壯其氣熟地當歸白芍養其血白

术健脾而燥濕花粉清肺而開痰秦艽羌活散內外之風假附子之性走而不守所謂同羣共濟也又方用十全大補湯加荊芥防風治之亦妙

有人平居無恙只覺手足麻木左右之脉軟弱又無口眼喎斜等症人以爲三年之內必有中風之患預服搜風順氣等藥以防猝中其論則是而所用之方非也手足麻木乃氣血之虛亦脾經之不運非氣之不順又非風之作祟也人苟中風其來甚暴豈待三年而後發哉然而氣血虛能使手足麻木者何故蓋元氣一虛不散津而散痰於是阻其氣血之路故手足麻木也治

法補脾土之氣兼生脾中之血而佐以祛痰之品則得之矣方用六君子湯加味治之人參二錢白朮四錢茯苓三錢甘草炙五分半夏製二錢廣陳皮一錢嫩黃芪蜜炙三錢當歸三錢白芥子一錢柴胡五分附子製三分生薑一錢南棗三枚水煎服四劑而手足不麻木矣蓋此證病在手足爲四餘之疾原不比重治也今人不知根源所以不能取効疑爲重證隨致風藥亂投耗人元氣輕必變重重必難痊所謂醫風而反得風者有矣又方用參朮黃芪湯亦妙人參二錢白朮四錢嫩黃芪蜜炙五錢白茯苓三錢當歸四錢川桂枝五分廣橘紅一錢南棗三枚

生薑三片水煎服

有人素好飲酒善怒體厚其脉不浮惟洪大带弦忽口眼喎斜似中風之狀而未嘗身仆且能飲食非中風之證乃火盛傷肝之病耳傷肝者傷陰也内經曰暴怒傷陰陰傷則熱河澗所謂五志過極之火也丹溪又謂氣有餘之火也治法不可治風惟瀉其火又不可耑瀉其火而兼養其肝中之陰也方用加减逍遥散當歸五錢白芍藥一兩白茯苓三錢牡丹皮三錢黑山梔三錢大黄酒蒸二錢白芥子二錢軟柴胡一錢葛花一錢水煎服連進四劑而口眼正火亦退也此方用大黄葛花以瀉酒中之

濕熱用梔子以洩木中之火然二味祛除未免過於迅利復用當歸白芍以滋肝陰之不足怒則氣上肝火上升必動君火故用丹皮以清之茯苓白芥子以消隔膜之痰柴胡以和解肝木之氣肝氣既舒火邪又息而風自不動也倘悞爲中風加以風藥燥爍其血益足以增添其肝氣勢必火亢自焚而成猝中之患也又方用養肝和氣湯亦妙生地黃五錢當歸三錢白芍藥炒五錢白茯苓三錢麥門冬三錢天花粉二錢大黃酒蒸二錢柴胡一錢烏藥一錢天麻一錢枳椇子二錢水煎服

中風

有人猝中之後手足流注疼痛久之則麻痺不仁難以屈伸兩關

脉濡弱帶浮人以爲中風之後被風濕相搏而爲關節不利也治者惟以祛風利水以成似中風之症也然則此證實因正氣不固而後受濕又因濕而致中不去治元氣之虛單治風濕之旺乎丹溪曰東南氣温而多濕有病風者非風也皆濕生痰痰生熱熱生風也然而治法雖悞風濕既已搏結於一身但補營衛之虛而不兼以祛風利濕亦非救悞之道也方用人參二錢白术炒五錢白茯苓五錢甘草一錢當歸三錢白芍藥三錢肉桂五分防風一錢半夏製一錢再用薏苡仁四兩煎湯代水煎藥濾清入竹瀝三錢薑汁一滴服四劑而疼痛止連服十劑

而關節盡利矣此方乃四君子湯之加味者補營衛之品多攻邪之味少惟防風以散邪是矣何不再加猪苓澤瀉以利濕也嗟乎蓋人之元氣強壯營衛和平腠理緻密外邪焉能爲害或因七情飲食勞役致真氣先虛風濕乘虛而入故致此疾先以悮祛其風今復重直瀉其水又非救悮之法也況方中原有白朮茯苓薏仁未嘗非利水之藥也於健運之中以行其利水之法正氣旺則邪水自退也又方用智仁湯亦可收功嫩黃芪蜜炙二錢白朮炒五錢白芍藥三錢赤茯苓一兩天花粉三錢防風一錢車前子三錢肉桂五分甘草一錢益智仁二錢當歸二

中風

錢水煎服

有人猝倒之後而右手不仁語言蹇澁口角流涎脉多沉伏醫以爲半肢風也然此證以外來風邪迥別乃本氣自病其形似乎中風乃氣虛所乘故不中於左而中於右蓋人身左屬血而右屬氣也今既右手之不仁脉亦沉伏非氣虛而何不必治風急補其氣而右手之不仁隨補而隨効也東垣所謂中風者皆由元氣不足則邪勝之猝倒僵仆皆氣虛也宜益氣則風自除誠哉斯言也治法宜健氣爲主開痰佐之方用黃芪六君子湯濟之嫩黃芪五錢人參三錢白朮炒三錢白茯苓四錢甘草五分

半夏製二錢廣陳皮一錢肉桂一錢南棗三枚生薑三片水煎服一劑而語言清兩劑而涎沫止十劑而不仁者痊矣此補氣之妙法也或疑既是氣虛補氣可矣何以必加消痰之藥故氣虛者痰必盛痰盛則氣不行痰迷心竅則不能言而旁及於手足故身欲仆而手之不仁口吐涎沫耳故用人參黃芪以補氣白朮茯苓以健脾半夏陳皮以逐既成之痰使未成者仍散津於週身安能再化痰涎乎更加肉桂以助命門之火則火旺而生土土健而氣自統何至有猝中之患哉又方用固氣收涎湯亦効黃芪蜜炙五錢人參二錢白朮炒二錢懷山藥三錢白茯

中風

苓三錢遠志肉一錢棗仁炒三錢半夏製一錢五分巴戟天三錢附子製一錢大棗三枚煨薑三片水煎服

有人忽然猝倒奄忽不知人身體不熱脉伏不見人以爲中風之症也然而非風中之病乃氣中元虛而不能接續耳既無手足之抽搐又無口眼之喎斜脉亦沉伏而不浮全是無風之象若作風治勢必引風入室世人謂中風之症必須填塞空竅使風之不能入也今反用開腠理之風藥以治無風之症安得閉其竅門使風之不入其可得乎治法宜固其本元之氣氣壯則愈方用參朮固元湯人參五錢白朮炒五錢白茯苓三錢半夏製

二錢廣陳皮一錢沉香五分南棗三枚通薑一錢水煎服一劑即能知人二劑而痊此方全不治風惟以固本健脾之藥佐之以豁痰理氣之品其功甚捷者何也蓋氣虛而不能接續以致猝然倒仆而不知人本是風懿之病未嘗內有風也經曰無故而瘖脉不至不治自已謂氣暴逆也氣復則已然而暴怒傷陰暴喜傷陽憂愁不已氣多厥逆往往有此症又有人平居無疾忽然口噤不語身不能動搖目閉不知人但如眩冒移時方寤名曰鬱冒亦名血厥狀似中風之證此因汗出過多而亡其液氣併於血無陰以濟其陽陽獨上而不下氣壅塞而不行故身

不能動揺氣過血還陰陽復通故移時方寤婦人多有之方用歸脾湯治之而無失也

有人身忽猝倒不能言語口角流涎肌膚不知痛癢惟右手不仁陽分之脉微滑而沉也人以爲氣虚而成中風也夫氣虚則是而中風則非也蓋此症因陽氣之虧津液凝滯不能傳布結爲痰涎壅塞隧道不能行氣於心卽堵截其神氣出入之竅故神明瞀亂心無主持則舌縱難言廉泉穴開而口角流涎也張景岳曰中風脣口流涎語言不出者皆是縱緩之類有寒者氣虚之故也然人一身之能運動者氣以行之今氣大虚不能行於

右手為不仁也況右手者氣之所屬也氣不能行於肌膚則痛癢不知矣此等之症若作風治吾未見其能愈者即於補氣之中或加祛風之藥必成半肢之偏廢而不能動矣治法宜大補其氣而不可不兼消痰與寒氣也方用參附芪朮壯氣湯人參三錢嫩黃芪蜜炙五錢白朮炒三錢附子製二錢白茯苓三錢半夏製一錢五分廣橘紅一錢通薑煨三片水煎服一劑而聲出二劑而痰涎收連服十劑而前症漸除減附子去半夏加當歸二錢山藥三錢調理二十餘劑而痊蓋此方用黃芪人參白朮乃補氣之仁藥更加附子則仁而且勇所以取効於萬全也

又方可加炮薑五分石菖蒲一錢更神

有人懷抱鬱結隨致筋攣骨痛喉間似有一核結住不下關脉沉虛服烏藥順氣散等藥則口眼喎斜兩臂不能伸舉痰涎愈甚內熱晡熱人以爲偏枯之漸也誰知是肝氣不足而難舒乎夫肝屬風木最喜水養木鬱不舒則耗水矣水耗則木不得其養木必乘土土既受傷脾胃生火無水以濟肝之資則肝燥而生熱熱甚生風而現風象非外來之風也乃血虛之證耳況外無六經之形症內無便溺之阻隔但血虧不能養筋故口眼喎斜兩臂不舉也治法當以養血健脾爲主開鬱佐之則筋自營而

風亦不必祛其故何也經云醫風先醫血血行風自滅蓋人一
身之血猶水也體之善能行動是風也所謂舟行於水人行於
風水能行舟而亦能覆舟風能養體而亦能害體蓋治舟漏水
治體漏風故養血而風自愈也方用舒肝養血湯白芍藥五錢
熟地黃五錢白茯苓二錢白朮炒三錢懷山藥三錢當歸五錢
棗仁炒三錢遠志肉一錢阿膠二錢麥門冬三錢鬱金二錢甘
草五分水煎服十劑而口眼漸正二十劑兩臂可舉矣多服而
愈此方五臟兼治之藥也何以謂之舒肝養血湯不知方中雖
是兼治之藥而實爲專治肝經也治心者不耗肝氣也治腎者

所以生肝也治肺者使其不來尅肝也治脾胃者使其不來仇肝也故用羣藥無非滋肝以舒木木氣既舒而脾胃有不得其天者乎此方之名實有微意耳又方加味逍遥散亦能治愈白术炒三錢白茯苓三錢白芍藥五錢當歸五錢軟柴胡八分製何首烏三錢栢子仁三錢牡丹皮二錢黑山梔一錢五分大生地黃五錢麥門冬三錢甘草五分水煎服

有人怒後吐痰胸滿作痛服二陳芩連桔梗枳殼之類杳無一應更加祛風之味反致半身不遂筋漸攣縮四肢痿軟日晡益甚內熱口乾形體倦怠人以為風中於腑也誰知是鬱怒未解肝

氣不舒悒服消痰祛風之味耗其元氣則無津液以養筋令人攣急偏枯似中風之狀而實非風也其脉不浮而軟弱亦非風脉之可擬也治法必須仍解其鬱而佐以補氣補血之劑庶幾可救耳方用舒肝益陰湯原熟地一兩白芍藥酒拌炒一兩當歸身酒拌炒五錢牡丹皮三錢麥門冬三錢白茯苓三錢白术炒三錢柴胡一錢廣陳皮一錢甘草五分人參五分水煎服十劑而筋不攣縮矣再十劑而四肢不痿軟矣後用六味湯加當歸白芍麥冬大劑煎服二月而半身皆遂矣此方即逍遙散之加味者也蓋逍遙散爲解鬱之聖藥鬱散而得補則補始有功

中風

而方中全在重用白芍以平肝氣重用地黃又生肝陰肝氣得養則脾土無尅制之慮脾氣一健而悮傷之症可以復愈也又方用滋腎生肝飲亦妙原生地一兩牡丹皮四錢白芍藥一兩白茯苓四錢懷山藥五錢建澤瀉三錢麥門冬四錢當歸身五錢柴胡一錢香附童便浸三日炒三錢水煎多服取愈

有人素好飲酒兩臂作痛服祛風之藥加入治痰之味痰涎愈盛更加麻木體軟筋弛腿膝拘痛口噤語澁頭目暈重口角流涎身如蟲行搔起白屑脉得微大而空人以爲中風之症已成也誰知是脾氣之不足乎凡人後天全藉飲食之補益若飲食過

多反傷脾氣何能受益況酒入胃絡脉空虛少飲則已過飲未有不傷人真氣所以早酒傷胃宿酒傷脾日日貪杯大醉方止臟腑之間無非糟粕之氣欲真氣之無傷得乎痰涎愈盛者脾氣虛不化津而化痰也體軟筋弛者脾氣虛不能運乎身也腿膝拘痛者脾氣虛不能行乎下也口喋語澁者脾氣虛津難運乎舌也頭目暈重者脾氣虛濕痰升乎上也至於口角流涎搔起白屑者一則脾氣虛而不能攝乎涎也一則脾氣虛而津液不潤乎身也以上諸症總因中氣之虧痰涎爲患耳治法不可純治其痰而又不可不治其痰然痰之本在脾故必須先補脾

氣使其氣盛則痰自衰也方用六君子湯加味治之白术炒五錢人參三錢白茯苓三錢半夏製一錢甘草炙三分廣陳皮一錢附子製三分天麻一錢通薑五分水煎連服十劑則病去其半再服十劑而諸病皆退矣六君子湯專補脾氣之聖藥又善以治痰然非假附子則不能走經絡通血脉之速或疑白术何以爲君不知白术健脾而更善去濕飲酒之人未必無濕濕勝生痰多用亦能利腰臍而升陽氣必無濕侵之虞而脾得建其運化之功也又方用參术薏仁湯亦妙人參二錢白术炒五錢當歸身三錢薏苡仁炒三錢附子製三分懷山藥三錢半夏製

一錢廣陳皮一錢生薑一片水煎多服可愈

有人兩手麻木而面亦麻脉微浮而緊人以爲中風將現之症也誰知是氣不能運化乎血乃氣虛之病耳夫頭爲六陽之經而面尤陽之外見也氣旺則陽旺氣衰則陽衰陽旺則氣行而血流陽衰則氣滯而血凝面乃麻矣故陽衰可知何能運動於臂指間毋怪乎兩手十指盡麻也治法宜補其陽氣之虛不比助其陰血之弱陽氣既行而麻自解矣或問人身左屬血右屬氣然兩手皆麻陰陽俱病也今獨治其陽而陰豈無病乎其故何也蓋人身之氣血原不能分離有是氣則有是血氣盛則血盈

氣衰則血虛氣足則生血也方用助陽通陰湯以濟之嫩黄芪蜜炙五錢白朮炒三錢人參二錢玉竹三錢全當歸三錢附子製二錢白茯苓三錢烏藥八分防風五分木香五分煨薑三片水煎服二劑而手之麻木解矣再服二劑而面之麻亦盡解矣又服二劑氣行血和再不發矣又方用加減補中益氣湯亦効人參二錢嫩黄芪蜜炙五錢白朮炒三錢當歸三錢柴胡八分升麻八分附子製二錢天麻一錢半夏製一錢廣陳皮一錢玉竹三錢大棗三枚煨薑三片水煎服

有人身未顛仆左半邊麻木不仁語言蹇澁口角流涎陰脉虛弱

人以爲半肢之風也誰知是心腎之氣乏不能交濟於心則舌強而語澁也心虛則血不生腎虧則水不發於是肝氣失養則經絡不榮所以麻木不知痛癢內經曰營氣虛則不仁此謂風痱之證而非半肢之風也然其治甚緩何故夫氣病速而易於奏功血病緩而遲於取効益陽速而陰遲耳方用加減四物湯原熟地一兩葳蕤一兩當歸五錢山茱萸四錢川芎二錢白茯神三錢栢子仁三錢棗仁炒三錢白芥子一錢水煎服二劑而語言清十劑而涎沫止三十劑而不仁者愈矣愈後前方中加黃芪蜜炙三錢白芍炒三錢減川芎一錢去白芥子多服數十

劑一如無病之人矣或疑熟地爲君宜也而葳蕤重用者何意然不知葳蕤之用有行血去風之功而又能起廢同茯神栢子棗仁尤善生血之妙白芥子者能消痰而不傷氣用地黃山萸歸芍爲養陰之上品久服之神丹況佐之得宜始終任之而收全功也又方用加味逍遥飲亦妙原熟地黃一兩當歸身五錢白芍藥酒拌炒三錢懷山藥四錢山茱萸四錢甘枸杞四錢人參二錢玉竹一兩茯苓四錢棗仁炒三錢遠志肉一錢川貝母去心二錢水煎服

痺證論

夫痺者風寒濕之氣中於臟腑之所謂也入於腑則病淺而治易入於臟則病深而難療其證有風痺寒痺濕痺又有筋骨血肉氣五痺也素問曰以春遇此者爲筋痺以夏遇此者爲脉痺以至陰遇此者爲肌痺以秋遇此者爲皮痺以冬遇此者爲骨痺此四時之乘雖有在筋在脉在肌在皮在骨之分亦因風寒濕三邪之氣雜至合而成痺也其風氣勝者爲行痺寒氣勝者爲痛痺濕氣勝者爲着痺也大凡入心爲血痺入脾爲肉痺入肝爲筋痺入肺爲氣痺入腎爲骨痺感病雖一其治則五蓋病

起之由或痛或癢或淋或緩或筋急而不能收持或拳攣而不能舒張或行立艱難語言蹇塞或半身不遂肢節踡縮或口眼喎斜手足欹側或雖行步而口不能言語或左枯右滯兩足不能行履或上不能通於下或下不能達於上或六腑閉塞或左右手疼或喘满而不寐或昏昧而不省皆起於痺也然五臟之痺又宜分別當按素問以明之筋痺者夜臥則驚多飲數小便上爲引如懷人臥血歸於肝肝失所養邪乘肝氣夜臥多驚木氣不舒鬱而生熱熱盛則燥爍其津液故口渴善飲鬱而不升氣必下行移其熱於膀胱故小便数也經脉論云肝病丈夫癀

疝婦人少腹腫有如懷物之狀其病由嗔怒無時或行步奔急淫邪傷肝肝失其氣因而客入久而不去流連於筋會之間使筋急而不能舒拳攣而不能張故曰筋痺宜活血以補肝壯水以生木治各得其宜則能愈其脉左關弦急或沉澁者也骨痺者善脹尻以代腫脊以代頭人之生氣曰在腎生氣不升故善脹尻乃督脉所屬之尾骨腫而骨痿也腎氣虛則脊骨高聳脊以代頭者大柱骨傾也故曰骨痺其病多因嗜慾傷腎生氣內削則不能關禁腎不關禁則上下俱亂三焦之氣否滿而脹尤是飲食不化精氣日衰邪氣妄入冲於心則爲不語中犯脾胃

痺症

則爲不克流於腰則爲不遂傍攻四肢則爲不仁寒在中則脉沉遲風在中則脉浮緩濕在中則脉細濡痰在中則脉甚滑虚在中則脉軟弱者也血痺者脉不通煩則心下鼓暴上氣而喘嗌乾善噫厥氣上則恐心主血血虚則煩煩則心動火生火盛則肺先受制故喘急而嗌乾善噫也其病皆因勞心太過耗散真陰或因飲酒過多濕化於榮分故風寒相合於經絡阻其氣血之路遂成斯疾致氣不能衛外血不能榮内外内俱失漸漸消削左先枯則左不舉右先枯則右不伸上先枯則上不能制於下下先枯則下不能固於上中先枯則中不能踈通百症十

狀左寸結而不流利或斷續者也肉痺者四肢解墮發欬嘔汁上爲大塞脾爲中土灌漑四傍邪入其臟則氣逆上而發欬入胃之飲食藉脾氣以散精痺則不能散精而反嘔汁也脾有邪氣不能轉輸則氣不能通調故上爲大塞也其病之起者由思慮過度飲食不節脾氣乃傷脾傷則肌肉衰經絡不能榮養肌膚失潤腠裡不容風寒濕之邪易入遂成肉痺也其狀先能食物而不能光悅肌膚四肢緩而不收持也其脉右關無力而來往濇者也氣痺者煩滿喘而嘔肺主呼吸脉循胃口氣之道路或憂悲不已或愁思喜怒過度則氣結於上久而不消則傷肺

肺傷則生氣漸衰而邪氣愈勝留於上則胸腹痺而不能食注於下則腰脚重而不能行攻左則左不遂攻右則右不仁貫於舌則不能言遺於腸則不溺壅而不散則痛流而不聚則麻真元旣損難以治療邪氣不勝易於痊愈其脉右寸沉而遲澁者也宜節憂以養肺助脾以生氣傷筋者慎腦怒以養肝固水源以生木傷血者去勞心以養血和肝木以生心傷肉者勿思慮以安脾養心氣以生土傷骨者絶嗜慾以養精保肺氣以生腎此五臟相生之妙法然後依經補瀉以求愈

痺證辨案

有人兩足牽連作痛腹又微溏夜不能寐臥則足縮而不能伸伸則愈痛診右寸脉緊濡人以爲寒濕而成痺也誰知是風寒濕同結於大腸之間留而不去則痛經絡阻其向道則足縮而不能伸治法必去風寒濕三氣之邪使不留於大腸而痺病可愈然而徒治大腸之邪而不固大腸之正氣則風寒濕之邪轉難去也治法又不可專固大腸之氣必須壯肺金之氣大腸者肺之腑也肺氣旺而大腸之氣亦旺則轉輸倍速也方用逐痺丹薏苡仁一兩白朮炒一兩人參三錢升麻一錢六神麯炒二錢甘草一錢荊芥一錢肉桂五分生薑三片水煎服二劑而濕去

痺症

再二劑而風寒亦散也此方治濕爲君健脾爲主壯肺氣爲輔而治風治寒反輕者蓋水濕最難分消治其難而易者須識以之自去治濕之中必須重以健脾脾健則肺自生氣氣盛則大腸自能傳化之妙力能使風寒濕邪隨氣而解也又方加白茯苓一兩獨活五分更神

有人下焦虛寒復受寒濕與風故腰腎重痛而足軟弱難行下焦之脉遲濇無力人以爲此腎痺也然而腎痺之成非盡由於風寒濕之氣也夫腎臟雖寒而命門原有真火以温之有真火則真水不寒而風寒濕之邪無從而入然其人過於作强將先天

之真水日以奔泄真水去而真火亦隨水散使生氣之原竟成藏氷之窟火不能敵寒而三邪同侵於腎臟則痺症成矣故治腎痺之法不必祛邪惟在補正補正者補腎中之真火也然而火非水不濟補火必須補水但補水恐增其濕濕旺而風寒有黨未必能遽去爲憂孰知腎水者真水也非邪水也真水衰而邪水始盛真水盛而邪濕自衰故補其真水又壯其真火水火相濟何愁邪之不去乎方用補正腎痺湯白朮炒一兩山茱萸四錢白茯苓一兩薏苡仁炒一兩南杜仲五錢金釵石斛五錢肉桂二錢附子製二錢防己一錢水煎服二劑而腰輕四劑而

痺症

痛止十劑而兩足有力多服全愈方中補水之藥少而利濕之藥多更助以水中補火則火無太炎之害又益以水中祛濕則水無息火之憂寒濕既去而風安得獨留哉又方去肉桂加破故紙炒三錢人參二錢懷山藥五錢更妙

有人咳嗽不寧心隔窒塞吐痰不已上氣滿脹不能下通氣口脉沉澁而大者人以為肺痺也其病之成痺者憂悲不已氣結於上久而不消有傷氣道夫肺為相傳之官治節出焉統轄一身之氣無經不達無臟不輸故為氣之主也肺病則氣病也肺痺即氣痺也烏可舍氣而不治乎必須補脾胃之土以生肺金之

氣肺氣不生而乘其不勝制金氣之弱者心火也仇肺氣之衰者肝木也耗肺中之元氣者腎經也一臟腑之生不敵乘臟腑之尅此氣之所以易衰而邪之所以易入也且脾胃之土又能暗傷肺金蓋飲食入胃必由脾胃之氣以轉入於肺今脾胃先已相犯然而脾胃之氣不受邪必乘於脾子之臟而肺經轉受傷矣若憂悲不已氣又傷矣或因多怒而肝之氣又仇肺矣若多慾則水衰而腎又耗肺矣欲氣之不成痺得乎方用益氣肺痺湯白朮炒五錢人參五錢白茯苓五錢白芍藥三錢半夏製一錢陳皮一錢杜蘇子炒一錢枳殼五分川黃連五分肉桂五

分神麯炒一錢生薑一片水煎服二劑而咳嗽減再服二劑而窒塞開再十劑而諸症盡退矣或謂人參助氣是矣但多用恐補其邪氣何以用之爲君宜乎不知肺氣之虚以成痺非肺氣之實以成痺也然人參畏實不畏虚况又加蘇子以祛肺中之風半夏陳皮枳殼以消痰而理氣得肉桂之温以驅肺内之寒重用白朮茯苓以健脾燥濕善能生肺金之氣又益之白芍以平肝舒養之能更加黄連與肉桂必交於坎離而無刑金之失何氣痺之不愈哉又方用助氣散痺湯亦妙人參五錢半夏製一錢雲茯神三錢桔梗一錢廣橘紅一錢白朮炒三錢甘草一

錢紫菀茸一錢黃芩泡淡八分乾薑五分水煎服

有人嘔吐不寧胸膈飽悶吞酸作痛因而兩足亦痛右關脈沉遲而來往不流利人以為胃口之寒也誰知是風寒濕結於胃而成痺乎經曰胃者倉廩之官五味出焉蓋胃主納而不出於上是其宜也今乃胃氣不和脾亦不運寒濕鬱積之久復受外邪相合於中而不得散風喜上行而寒濕阻之濕欲下走而風寒留之於是邪氣不能隨嘔吐而散故有飽悶吞酸之病耳然胃又喜熱而不喜寒胃口一寒邪氣因之相犯風入於胃而無寒濕之氣相合則不能成痺也治法先調其胃氣兼祛三者之邪

痺症

而痺症自解也方用強胃驅痺散治之白术炒五錢人參二錢白茯苓五錢荆芥一錢廣陳皮一錢甘草一錢半夏製一錢五分肉桂五分通薑三片嫩桑枝七寸水煎服一劑病減二劑又減連服十劑而飽悶吞酸之症盡去也此方開胃健脾而又善分消其濕加之荆芥之祛風肉桂通薑之散寒使邪無黨羽痺症即痊也又方用温中散痺丹亦妙人參二錢黃芪蜜炙五錢雲茯神三錢巴戟天二錢遠志肉一錢肉果麵褁煨一錢肉桂五分防風八分益智仁一錢五分甘草五分半夏製一錢五分大棗三枚生薑三片水煎服

有人肝氣常逆胸膈引痛睡臥多驚飲食不思吞酸作嘔筋脉攣急不利左關脉弦急而大人以爲肝痺之症也然而肝之所以成痺者人皆知風寒濕三氣相結而爲之然亦因氣血之不足而成痺也肝之血不足而風邪乘之肝之氣不足而濕邪乘之肝之氣血不足而寒邪乘之有此三邪同犯於肝經而後肝之血益虧肝之氣益耗於是肝之魂不能藏於肝之中故睡臥多驚也肝經既病何能生心心無血以相生安能再生胃氣胃氣不生必飲食不易消化食既不化必至吞酸作嘔矣夫人之飲食所以養臟腑者也飲食不思脾氣亦弱何能變精化血以分

布於筋脉之間安得而不拘攣哉治法宜補肝經之氣血扶心經之衰使其氣行血流兼祛三邪之味無有不痊矣方用益肝散痺丹當歸五錢白茯苓五錢人參二錢白朮炒三錢川芎二錢肉桂一錢代赭石煅二錢棗仁炒三錢羌活八分水煎濾清硃砂水飛五分沖服一劑而驚止二劑而胸膈不痛肝氣不逆矣再服四劑而呑酸嘔吐之病痊再服四劑而筋脉不攣急矣方中用當歸川芎以生血行血之無滯加入人參白朮益氣燥濕開胃之功建又引代赭石之通肝氣以佐歸芎之不逮氣行血通而後邪可引而出之又加肉桂以辟寒邪而下走更加茯

苓利水道以膀胱復加羌活以除風於筋脉則邪自難留肝旺魂藏而無不寧之慮又益之以棗仁辰砂安神而養心生胃之能必無吞酸睡臥之驚哉又方用加減逍遥散痺湯亦妙當歸五錢白芍藥二錢白茯苓五錢白朮炒三錢棗仁炒三錢何首烏製三錢柴胡八分肉桂五分甘菊花一錢水煎服

有人脚膝疼痛行步艱難自按其皮肉直凉至骨脉皆沉遲不利人以爲冷痺之症也夫痺而曰冷正合風寒濕三者之旨也此等之症雖三邪相合而寒爲甚蓋挾北方寒水之勢侵入骨髓乃至陰之寒非至陽之熱不能勝之也然而至陽之熱又慮過

於暴虐恐至陰之邪未及祛而至陰之水先已熬乾真水涸而邪水必然汎濫邪水盛而寒風助之何以愈痺哉方用真火散痺湯巴戟天五錢白术炒三錢懷牛膝三錢金石斛三錢白茯苓四錢鹿角膠三錢川萆薢一錢川附子製二錢防風八分水煎連服四劑而皮肉温矣又服四劑而骨髓熱矣再服四劑脚膝之痛去更服四劑而步履無艱行之態矣方中用巴戟天鹿角膠其性補火仍是補水之藥又用白术茯苓爲君子之品彼此得宜自然見効何以不用熟地茱萸之味補其腎氣實有意義蓋補腎中之氣則生精最速生精既速則温髓亦速矣若一

入陰分之藥則行緩而遲滯欲速反不達矣萆薢原忌防風何以用之而取愈正因其相畏而相使更復相宜也又方去萆薢防風鹿角膠加川獨活一錢鹿茸燎去毛酥炙三錢人參三錢水煎服更神

有人心下畏寒作痛惕惕善驚懶於飲食以手按之如有水聲嘓嘓左寸脉微結痛甚則脉斷續人以爲水停心下而痛也誰知是風寒濕結於心包而成血痺乎夫濕邪乘心則痛風邪乘心則痛寒邪乘心亦痛是邪無論風寒濕均能至痛若邪氣犯心未有不死者今止畏寒作痛而不致有死亡者正其邪乘心包

痺症

以障心也安得而不痛乎治法自當急祛風寒濕三者之邪使不犯於心包而心君相安何痛之有哉雖然徒祛三者之邪而不補心包之氣則君主虛弱而外援之師亦多相欺反成覆亡之禍故必補心包爲主而祛邪佐之未有不安者也方用護心散痺湯巴戟天三錢白术炒三錢棗仁炒三錢遠志肉一錢五分白茯神三錢懷山藥二錢建蓮子二錢附子製五分柴胡一錢兎絲子三錢半夏製一錢水煎服一劑而驚止二劑而胃氣開三劑而水聲息十劑而心包之痛止也此方似乎单治心之藥然而心包爲心主之相臣治心正所以治心包耳譬如君主

清明而相臣供職惟謹自能安矣又方用固主祛痺丹亦妙當歸三錢白朮炒三錢棗仁炒三錢遠志肉一錢五分肉桂五分車前子二錢雲茯神三錢人參二錢巴戟天二錢柴胡一錢石菖蒲一錢桂圓肉三錢水煎服

有人肌肉熱極體上如鼠走唇口反裂久則縮入遍身皮毛盡發紅黒惟陽明之脉急数人以為熱痺也夫風寒濕三者合而成痺未聞三者之中更添入熱而為痺乎此乃熱極生風似乎痺症而實非痺也治法先解陽明之熱而少散其風則得之矣至於寒邪尤不必顧慮寒則不熱熱則不寒濕邪更不治耳何故

蓋因其熱淫風燥之證燥則不濕濕則不燥也方用涼血化炎湯黑玄參五錢生地黃一兩麥門冬五錢甘菊花一錢犀角尖鎊三錢升麻一錢荊芥一錢水煎服二劑而熱減再服四劑而諸症盡退矣方中用玄參以滋水善退浮遊之火生地黃妙以涼血又清陽明之熱麥門冬善以潤心而全肺氣於生水然而數味止治其在內之熱而不能散其在外之風故又用升麻荊芥甘菊導之外出而不使其內留以亂心君之神明外既清涼而內有不快然者乎至於犀角取其解胃火之毒亦藉其上引而入於唇口之間使縮者不縮而裂者不裂也或謂既是陽明

之火毒何不用石羔知母寒涼之藥以瀉之不知火邪外現於皮毛唇口肌肉之處一用大寒大瀉之藥則直攻其火必從下泄邪亦不能盡散風必不能外達欲其體之不生熱者得乎故不用石羔知母而多用生地玄參麥冬犀角於補中表火之善法也前方加天花粉二錢赤芍藥二錢更妙

有婦人年四十外初起内熱微寒悞用祛風桂附之劑漸變口眼喎斜手足拘攣遍身刺痛日夜不寧頭生紅疹細瘡飲食無味唇乾口燥肌膚不潤病在床十四年竟無一效人皆以爲痺症之難治也夫痺症者無風無寒無濕皆不能成痺也然此等之

證皆是陽盛陰衰燥熱生風似風非風似痺非痺也況診其脉甚細數數則爲火遍身刺痛唇乾口燥肌膚不潤頭瘡出水甚臭難聞亦皆火之所謂也蓋口眼喎斜手足不利者亦尤陽明之火熾盛煎熬其真陰消爍其津液則筋無血液以養而反爲熱所劇故手足拘攣也素問云大筋受熱則筋縮而短則手足不能屈伸大筋者爲陽明宗會之筋若陽明之火不解其大筋焉得而舒哉治法先解胃中之毒火而加以養陰之味佐之得宜自然相安致於風邪不必治火退而風亦息也方用全陰犀角解毒湯生地黄一兩白芍藥五錢犀角尖鎊三錢牡丹皮三

錢麥門冬五錢北沙參三錢白茯神三錢川貝母二錢甘草一錢柴胡一錢甘菊花一錢水煎加童便一盞竹瀝三錢沖服四劑而手足能舒再四劑而飲食有味連服十劑而口眼漸正更服三十劑而步履能行去竹瀝童便加當歸三錢牛膝三錢懷山藥四錢更服三月而瘡疹始退去甘菊減柴胡又服三月而諸症全愈也方中用生地爲君童便爲佐者取其壯水濟火使陽邪直走故道於膀胱而又能解桂附之毒用白芍者以平肝氣之逆而有舒養之能得犀角甘草以解陽明之火毒則大筋無燔爍之患佐茯神丹皮亦能安靜君相之火而無亢炎刑

金之失輔沙參麥冬以滋陰潤肺而生水之功速益之貝母竹瀝以消肢節膈膜之痰則經絡無阻塞之虞加之甘菊花柴胡以袪頭面之風以能和解而開鬱病久多鬱鬱開氣順血自流通何愁宿疾之不瘳也後用加減甘露飲煎膏常服原熟地黃八兩原生地黃八兩天門冬四兩麥門冬四兩當歸身三兩北沙參四兩金釵石斛八兩陳阿膠四兩川貝母四兩白芍藥四兩懷山藥四兩牡丹皮三兩雲茯神三兩川牛膝三兩棗仁炒四兩赤丹參三兩香附去毛童便浸七日炒四兩川芎二兩水煎三次濾清用白蜜一觔收成膏日服精神自復矣

有人週身作痛有時而止痰氣不清欲嗽不能咽喉氣悶胸膈飽脹二便艱澁脉多濡弱少按無脉人以爲肺氣之不行也誰知是風寒濕之邪犯於三焦乎夫三焦主氣而流通於上中下之間者氣也若三者之邪得一而氣即不能宣通矣何況三邪搏結於一身其氣安能舒乎毋怪清濁二道舉皆閉塞因而上中下作痛也治法不急祛風寒濕三者之邪則三焦何以流通哉然而不可純治三焦必宜治腎腎氣旺而下焦之氣始通更宜治肺肺氣盛而上焦之氣始降尤宜治脾胃脾胃健而中焦之氣始化理於諸經而佐以散邪之藥則三焦得運而風寒濕不

難去也方用理本散痺湯白朮炒五錢懐山藥五錢芡實三錢巴戟天三錢白茯苓三錢麥門冬三錢白芥子二錢人參二錢肉桂一錢豨薟草一錢桔梗一錢防已一錢川貝母二錢水煎服四劑而上中下之氣乃通週身之痛盡除再服四劑而痰清嗽止胸膈不飽脹矣更服四劑而諸症痊可矣此方扶肺氣以治其上固腎水以利其下和脾胃以健其中祛三邪以達其外而正又不傷本亦自固也前方去豨薟草加黄芪蜜炙二錢防風八分更妙

有人小便艱澁道濇如淋而下身疼痛時或上升尤如疝氣脉極

細濇微遲人以爲疝或以爲淋而不知其何病耳此症因風寒濕三者之邪入於小腸之間而成痺也夫小腸主泄水者也水入小腸何邪不去乃有縮住而不流蓋寒以風而作祟也治法必須散小腸之風寒而濕氣不難去也然而治小腸必宜兼治膀胱膀胱利而小腸無不利也雖膀胱亦有痺症而與小腸之痺正無差別故治小腸之痺必當以治膀胱者治之耳方用通利攻痺散薏苡仁炒五錢白朮炒五錢車前子三錢赤茯苓五錢木通一錢王不留行三錢肉桂一錢荊芥一錢水煎服二劑而似淋者不淋似疝者不疝矣再服二劑而痛止也此方利濕

而又不耗真氣用荊芥以祛微細之風肉桂逐寒而通行之無滯風寒既清何憂水濕之不利乎又方加劉寄奴二錢柴胡八分亦妙

心痛論

内經曰心者君主之官神明之舍也深居九五位正離宮統御百司氣運三焦宣火德於五行攝氤氳以六府内有隔膜之衛護以蔽濁氣之上逆下有包絡之相臣以阻六淫之内侵故心君不易受邪亦不可受邪受邪則精神離決百骸無主而危矣今之屢發屢止時減時故者非係包絡受邪即内經所云心痛脾疼陰寒之設木鬱之發人病胃脘當心痛上支兩脇痛蓋胃以心近似爲心痛也其病之起者諒由飲食失節或七情相忤或外邪所因或縱口嗜慾喜食寒凉生硬難化之物或因厚味

溫熱之傷日積月深尤漸而致自鬱成積自積成痰痰與積氣或寒或熱共相雜聚滯於胃脘妨碍其氣而升降不前是以心口作痛也蓋其證有九曰飲曰食曰風曰冷曰熱曰悸曰蟲曰疰曰去來痛此爲九種心痛也先舉其飲者而言之其狀手足不冷胸膈痞満飲食不思揪觸疼痛其脉甚滑爲痰飲阻其氣道而作痛也有食而痛者多由飲食不節積聚中脘隨食作痛胸膈飽悶饑則痛减飽則痛增但不吐爲異此因饑飽傷脾而爲心脾之痛也有風而痛者其脉必浮惡風畏風正氣不足風邪乘虚閉其氣行之道鬱塞於中焦以正氣相争故心口作痛

此成於外因也有寒而痛者皆由口食冷物寒凝脾胃脉遲唇黑指甲青色口中不渴小便清白中脘左右作痛或吐利並來手足厥冷如真心痛者相似有熱而痛者手足温煖面帶陽色額汗身熱二便不利嘔吐清水或煩渴欲飲飲入即吐時痛時不痛脉必數也有悸而痛者心虛而停水氣築築然跳動則胸中滲漉虛氣流動水既上乘心火惡之心無所安有怏怏不寧惕然而悸痛也有蟲而痛者或嘔或吐四肢厥冷面有白班唇或青紅痛後能食饑則愈疼口出清水時作時止此胃冷而蚘蟲上攻故作痛也有疰而痛者皆因鬼祟相侵陰邪乘迫神情

恍惚語言顛倒六脉乍大乍小或動或伏或尺寸相懸者陰邪之氣妨碍於中脘而作痛也有去來痛者皆因欝怒不能發越胸膈氣塞冲激心脾去來皆痛甚致嘔逆惡心吐不得出坐卧不寧奔走呼吽為欝怒所傷陰陽之氣不和而痛也然而臟腑諸經皆可以成心痛足厥陰心痛者兩脇急引小腹連陰股相引痛也手心主之痛者其痛徹背掌熱心煩咽乾目黄脇肋脹滿也足太陰心痛者腹脹而滿濇濇然大便不利咽塞膈悶也手太陰心痛者短氣不足以息季脇空痛遺失無度胸滿煩心也足少陰心痛者煩劇面黑心懸若飢胸滿腰脊痛也背俞諸

經心痛者心與背相引心痛徹背背痛徹心也諸腑心痛者其狀難以俛仰少腹上衝卒不知人嘔吐泄瀉也更有婦人惡血入心脾二經作痛尤甚於諸痛若脉濇口乾迷滿按之輙痛者胃中有瘀血也更有卒中客忤鬼驚尸疰心腹攪痛或吐或瀉語言錯亂躁擾不寧此即中惡之症亦使人心痛也致於真心痛者手足厥冷指甲青黑六脉脱空或疾數而散亂旦發夕死夕發旦死藥難治療皆因大寒觸犯心君故不治也丹溪曰心痛須分新久若身受寒氣口受寒物而得之者即當温散若得之於熱者亦當清其熱又不可概以寒論而耑用熱乎是以火

濟火豈是良法必察其是寒是熱之端因虛因實之分如手按而痛少可者氣之虛也宜補而不宜散按之而痛猶甚者氣之實也宜散而不宜補大抵初起宜溫宜散久者宜補宜和或痛而得吐利者易治若上下不通揮霍變亂者卒難治矣

心痛辨案

有人久患心疼時重時輕如饑者痛重飽者痛輕診關脈甚動痛重則脈伏面見白班唇或青紅人以爲寒氣犯心也誰知是蟲傷胃脘乎蓋心君寧靜客寒客熱之氣皆不能侵倘寒氣犯心立刻死矣安能久痛乎凡痛久不愈者皆邪犯於胃口相近心

包耳但邪犯胃與心包者暫痛而不常痛也斷無飢重而飽輕者因蟲餒則覓食頭上行而無食以充其饑則其身上攢口齧胃脘之皮則若心痛而實非心痛也不殺蟲而但止其痛痛何能止乎方用化蟲定痛丹生地黃二兩水煎汁二碗入白微二錢煎汁一碗濾去渣淘飯食之非吐物如蝦蟆必瀉蟲如守宮也大凡胃中濕熱人多生蟲飲食倍於尋常皆易有蟲以此方投之皆能取效不止治心痛之蟲也蓋地黃殺蟲於有形而白微殺蟲於無形合而用之化蟲最神蟲死而心痛自除非生地白微之能定痛也又方用童子楝樹根一兩煎湯一碗入甘草

一錢同煑粥頓食之亦能殺蟲即可止痛但其味甚苦不若生
地白微之爲善食矣

有人善怒心痛倐痛倐不痛一日而十數遍飲食無碍晝夜不安
左關脉沉滑左寸亦弱人以爲蟲痛也而不知非蟲也夫蟲痛
必非一日而成豈有無端而一時心痛者乎或曰此火也夫火
之脉則浮數或洪大今脉又沉滑而弱然則爲何痛乎乃氣虚
有鬱而微感寒濕之邪生痰在胃而冲激於心包故作痛也邪
不冲心包而即不痛即古人所云去來痛也痛無補法而獨去
來痛必須用補不補虗而氣不能運痰亦不能化不開鬱而痛

終不能止然而徒用補氣開欝之藥而不加入祛寒祛濕之味亦不能定痛也方用二术和氣湯白术炒三錢蒼术炒三錢白茯苓三錢人參二錢半夏製一錢川烏一錢香附炒二錢甘草炙一錢砂仁末七分生薑三片水煎服一劑而痛即止二劑而痛不再發方中用二术爲君者最有深意蓋痛雖由於氣虚氣欝畢竟濕氣之侵於心包也二术健脾胃以去濕而又能散欝故用之以佐人參茯苓補氣利水之功建也更加川烏之猛直入心包以祛逐其寒邪復加半夏之勇得行於中脘而消其敗濁之痰又益之以香附砂仁之理氣而無滯同甘草生薑和緩

心痛

通調於心胃之間故奏功於眉睫矣

有人心痛之極苦不欲生徹夜呼號涕泗滂沱左寸關脉沉數人以爲胃火而作祟也誰知是鬱火不散而犯於心包者乎其故何也蓋因肝氣鬱而不舒氣鬱則生火以犯心包矣夫肝木生心火者也而何以反致尅心蓋心屬火而火不可極火極反致焚心往往有自焚而死者故心火太旺正爲心之所燒而又加肝木之助火二火同宮熇燒更烈於是心不能受必呼號求救於四隣自然涕淚交流矣且肝木之鬱火係屬相火相火者爲龍雷之火也每從下而上冲龍雷正不可怒怒則霹靂驟發威

震萬方聲聞六合開天門透水府火光所致焚林燒木天地且爲之動蕩何能止遏哉此肝火之冲心所以利害之難忍也治法必須瀉肝木之火更須解木中之欝而少佐以安心之味則心痛自止也方用舒木救心丹白芍藥五錢炒黑梔子三錢蒼朮炒二錢柴胡一錢貫仲二錢乳香一錢没藥一錢甘草一錢陳佛手五分水煎服一劑而痛定再劑而全愈矣白芍柴胡佛手最解肝氣之欝梔子貫仲最瀉肝火之暴乳香没藥最止臟腑之痛而甘草蒼朮和中以消濕輔佐得宜故二劑而奏功於十全也

有人真心痛法在不救然用藥得宜亦未嘗不可以生也其症若何真心痛者不在胃脘之間亦不在兩脇之處恰在心窩之中如蟲之咬如蛇之鑽不特用飯不能即飲水亦不可入手足氷冷面目青紅指甲亦青黑也夫真心痛原有兩症一寒邪犯心一火邪犯心也寒邪犯心者乃陰寒直入於心猝不及防一時感之立刻身死死後必有手足盡紫黑者甚則遍身俱青多非藥食能救以至急而不遑救也倘家存藥餌用人參一二兩製附子三錢急煎救之可以望生否則必死若火犯於心者其勢雖急而猶緩可以遠覓藥餌不可不傳方以救人也然則同是

心疼何以辨其是寒是熱之症葢寒邪犯心者舌必滑脉必遲而微若熱邪犯心者舌必燥脉必數而洪寒邪之心痛用前參附湯加高良薑二錢以救之若火邪之心痛者卽用救心湯以濟之白芍藥一兩黑梔子五錢廣木香末八分甘草二錢延胡索二錢鮮石菖蒲一錢燈心五分水煎服一劑而痛止再劑而全愈矣但痛止後必須忍饑一日斷不再發或曰旣是火邪犯心而爲真心痛者宜用黄連以直瀉其心火何以不治心而君主白芍以治肝耶不知肝爲心之毋瀉肝木之氣則肝不助火而心氣自平瀉肝木正善於瀉心火也倘直瀉其心則心必受

傷雖暫取効於一時而脾胃不能仰給於心火則生氣遏抑必至中脘虚寒又變他症矣此黄連之所以不用而反用梔子燈心之爲善也

有人患心疼之病百藥治之不効得寒則痛得熱亦痛右關脉沉人迎脉數肝脉亦洪痛甚則脉伏此症非真心痛乃胃脘當心痛也寒熱俱能作痛蓋寒與熱不並立寒熱同乘於心胃之間寒欲凌熱而熱不肯相讓熱欲欺寒而寒亦不肯相安兩相攻戰勢均力敵治心則胃受傷治胃則心氣受損所以治寒治熱而兩無一効也治法宜兩治之以解紛其寒熱之氣而心痛自

愈方用雙治湯白芍藥五錢黃連酒炒二錢附子製二錢甘草二錢延胡索二錢陰陽水煎服一劑而痛立愈用黃連以清心火用附子以祛胃寒用延胡索以止諸經之痛用白芍甘草者使兩家有和解之好蓋白芍甘草最能入肝平木肝氣既平自然不去尅土而又去生心調和於少陰陽明之間實有至理非漫然而用之也

有人心痛不能忍氣息奄奄服薑湯而少安手按之而能忍日輕夜重痛陣之時幾不欲生左寸脉微而尺脉弱人以為此寒痛也用熱藥少止片時而仍痛其故何與寒有不同也凡人心君

心痛

寧靜由於腎氣之通心也腎氣不交於心而寒邪中之心遂不安而痛矣倘徒祛其寒而不補其腎則腎虛而火不能下溫於腎中腎氣既虛不能上交於心宮故人身之坎離無一日不交無一刻不濟水火交則生水火分則死此治心必須治腎而補腎中之火以救心尤必須補腎中之水以濟火也方用水火既濟丹原熟地炒一兩巴戟天五錢白术炒五錢山茱萸五錢懷山藥五錢肉桂一錢五分北五味一錢破故紙炒二錢遠志肉一錢五分水煎服一劑而痛可止二劑而痛全愈十劑而痛不再發此方視之絕非治心痛之藥而用之治心腎不交之心痛

實有奇功也又方用交濟湯亦妙於潛白朮炒焦三錢茅山蒼朮米泔水浸炒三錢肉桂心二錢破故紙酒炒三錢兎絲子淘淨酒拌炒五錢廣木香一錢原熟地切片用砂仁末二錢拌炒鬆一兩遠志肉炒二錢甘草炙一錢水煎服

心甬

脇痛論

夫脇者肝胆二經所行之地肝生於左肺藏於右故左右者陰陽之道路也經云肝病者兩脇下痛引小腹痛善怒肝氣實則怒所謂木實則痛也夫歲木太過而本氣自病歲金有餘而木氣被鬱皆令人脇痛經又曰病脇下滿氣逆二三歲不已病名曰息積是亦肝木有餘之症也或有忿怒之氣鬱而不散故胸脇滿悶作痛或有濕熱之邪鬱於肝則肝中之血畏濕熱之侵而不能相容故脇肋攻痛也或有飲食失節勞役過度以致脾土虛弱木氣乘之而為胃脘當心痛上支兩脇痛也或有酒色

過度耗其真陰胸脇之間隱隱微痛此腎虛不能納氣水不能養肝而脇下一點痛不止名爲乾血痛其病甚險或有兩脇走注疼痛聞而有聲其脉滑利者爲痰飲也左脇下有塊作痛不能移動日輕夜重或午後發熱脉芤而濇者屬死血也右脇下有塊扛起作痛胸膈飽悶關脉長而實者爲食積也咳嗽氣急發熱脉滑而數者痰結痛也久而不治則成脇癰若肝氣不足兩脇下痛筋急不得太息四肢厥冷發搶心腹亦痛目不明了面青脉沉遲弱者肝氣虛寒也若勞傷身熱或肝經失血悠悠而痛無寧者此肝氣不足爲内傷之病也若傷寒耳聾風寒所

襲而爲脇肋痛者此爲外因之病也致以跌撲閃挫瘀血凝滯而爲脇痛者此爲不内外因也治法當以調氣散結化痰和血爲主兼平其肝而導其滯寒宜温之熱宜清之濕宜分利之此治脇痛之法也

脇痛辨案

有人兩脇作痛終年累月而不愈者或時而少愈時而作痛病來之時身發寒熱不思飲食左關脉沉濇人以爲肝經之症也然而肝經之所以成病者尚未知其故大約得之氣惱者爲多因一時拂抑欲怒而不敢發泄鬱於少陽之間以外寒之邪交争

而發寒熱則肝經之血停滯於兩脇而作痛矣治法必須解其怒開其鬱平其肝氣行其血滯痛可止也方用平肝去滯湯白芍藥酒拌炒一兩生地黃五錢白芥子二錢柴胡一錢乳香一錢没藥一錢甘草一錢廣木香一錢桃仁二十粒當歸尾三錢枳殼五分水煎服一劑痛輕四劑痛止十劑病除此方平肝氣爲主故重用白芍以平之舍白芍實無第二味可代世人不知其功效不敢多用孰知白芍必多用而後能取勝用至一二兩則其力倍於尋常自能遍舒其肝氣況助以柴胡之疎泄甘草之調劑緩痛桃仁歸尾白芥以攻其敗瘀乳香没藥木香又能

理氣除疼安得不直搗中堅以解散敵壘哉又方用宣鬱定痛湯亦妙白芍藥酒拌炒一兩川芎三錢當歸三錢牡丹皮三錢柴胡一錢甘草一錢大黄酒拌蒸一錢白芥子二錢懷牛膝酒拌炒三錢水煎服如熱多寒少加炒黑山梔仁二錢如寒重熱輕加肉桂一錢服二劑即去瘀更速也

有人横逆驟加一時大怒叫號罵詈致兩脇大痛而聲啞脉極洪數人以為怒氣傷肝矣然而其人素有火性眼紅口渴舌乾燥而開裂治法急用平肝瀉火之藥方能舒其暴怒之氣倘少遲藥餌或用藥劑不中其病必觸動其氣有吐血之患矣即內經

脇痛

怒則氣上虚則嘔血之謂方用舒肝解怒湯白芍藥二兩當歸五錢牡丹皮一兩黑山梔三錢炒黑荆芥二錢天花粉三錢香附童便浸炒三錢甘草一錢欝金真川者佳二錢水煎服一劑而氣少舒二劑而氣大平三劑其痛如失也蓋肝性最急怒者其氣不平故重以白芍平其氣也甘草緩其急也當歸荆芥引而散之也梔子丹皮凉以瀉之也然而徒散其火而火爲痰氣所結則散火而未能遽散故又加花粉以消其痰香附欝金以理其氣君臣佐使無非解紛之妙藥怒氣雖甚有不自知其解而解者矣又方用平肝解痛散亦妙白芍藥二兩酒炒牡丹皮

五錢當歸三錢黑山梔三錢懷牛膝三錢甘草一錢柴胡二錢廣木香一錢枳殼八分水煎服一劑輕二劑愈

有人跌撲之後兩脇脹痛手不可按厥陰之脉或濇或三五不調人以爲瘀血滯於脇肋而作痛也用小柴胡湯加青皮紅花而愈月餘而左脇復痛仍以前方治之不能取効蓋瘀血存於其中積而不散阻其向道而痛也夫小柴胡乃半表半裏之藥最能入肝以舒木而脇肋正肝之部位宜乎取効而反不効者何故以小柴胡止能消有形之活血而不能散有形之死血也血活則易於流動行氣而瘀滯可通血死則難以推移即行氣而

脇痛

沉積不化治法先用消瘀之藥以行其死血而痛可除也方用
鱉甲散瘀丹鱉甲醋煅三錢當歸尾二錢桃仁二錢紅花二錢
川續斷酒拌炒一錢五分乳香一錢没藥一錢川芎一錢五分
青皮一錢蘇木碎一錢水煎濾清再加地鱉蟲醋浸死新瓦上
焙燥研細末三錢山羊血乾者研末同藥沖入五分服一劑而
有形之死血必從大便而去去後仍用加味四物湯以調之原
熟地黃一兩白芍藥酒拌炒五錢當歸五錢川芎二錢牡丹皮
三錢廣三七末二錢川續斷酒拌炒三錢懷牛膝三錢胡桃肉
三錢水煎多服而愈四物湯乃補血之劑也既下其死血何以

又補其血乎不知血死既久在肝經則肝血已無生氣若不補其血則肝舍空虛未必不因虛而成痛惟補其血則死血方去而新血即生肝氣得血所養何至有再痛之虞乎然則補血宜矣又加三七以止血者何意恐去瘀之藥過於下血萬一死血行而活血隨之而下不徒補無益乎所以於補中有止之意得補之益而無下走之失矣

有人右脇大痛腫起如覆杯手不可按按之痛益甚診氣口與關脉短濇人以肝經火治之也誰知是脾肺受熱瘀血存注而不散乎夫脇雖爲肝位而肝氣病必尅脾土脾受木尅則肺金無

脇痛

清肅之令不能制肝木之横故大痛而不可按也然而無形之痛治肝木而痛必不能止惟是有形之痛治土金而痛方能自消今痛而作腫正有形之痛也其瘀血積於右脇鬱而不舒乘肺金之隙因外腫於右脇耳治法不必治肺宜瀉脾中之伏熱平肝木之横兼下其瘀濁之血則痛可立除而肺金自無恙也方用敗瘀全肺湯白芍藥酒拌炒一兩大黄三錢當歸三錢川厚朴炒一錢桃仁研二十粒柴胡一錢川黄連一錢甘草一錢黑山梔一錢水煎服一劑而瘀血下痛亦除去二劑而腫全消去大黄厚朴桃仁加山藥茯苓白术丹皮調理十數劑則三經

之氣和體輕而安也此方大黃柴胡黃連同用能掃瘀去陳開欝逐火迅速而無留滯之害然非多用白芍則肝氣難平而脾土受尅正不易散是病雖在肺脾而治仍在肝也又方用木土雙治湯白芍藥酒拌炒一兩蒼朮炒三錢白茯苓三錢牡丹皮三錢赤芍藥三錢薏仁研二錢天花粉二錢甘草一錢石羔三錢水煎服亦妙

有人貪色房勞又兼惱怒因而風府脹悶兩脇作痛左尺脉滑大厥陰脉沉數人以為色慾損腎怒氣傷肝理當兼治而不知兼治之中尤當重治腎也蓋腎為肝之母腎足而肝氣易平腎虧

脇痛

而肝血多燥肝惡急急補血以制其急不若補水以安其急也況肝血易生而腎水難生則所耗甚易故肝血不足輕補肝而木得其養矣腎水不足非大用補腎之味則水不能驟生然則房勞之後而得脇痛其虧於精者更多烏可重治肝而輕治腎哉方用填精養肝湯原熟地黃山茱萸各五錢白芍藥酒拌炒當歸身北沙參各三錢白朮炒白茯苓牡丹皮地骨皮各二錢柴胡一錢水煎服一劑而肝氣平二劑而脇痛止連服十劑全愈此方重於補腎以填精輕於舒肝以益血治肝腎之中而復去通腰臍之氣腰臍之氣利而兩脇之氣有不同利者乎故精

血生而痛亦自止耳又方用滋腎生肝飲原熟地黃五錢山茱萸五錢白芍藥三錢懐山藥三錢川牛膝三錢當歸身三錢川續斷酒拌炒二錢枸杞子三錢甘草一錢秦艽五分胡桃肉三錢水煎服更妙

脇痛

頭痛論

內經曰頭痛有因六氣相侵與清陽之氣相薄而痛者有因臟腑經脉之氣逆亂於頭之清道致其不得運行壅遏經隧而痛者故頭爲天之象也陽之分也六腑清陽之氣五臟精華之血皆朝會於高巔天氣所發六淫之邪人氣所變五賊之逆皆能犯上而爲酷害或蒙蔽其清明或壅遏其精隧以正氣相搏鬱而不舒脉滿而痛也其證有六經頭痛有血虛頭痛有氣虛頭痛有濕熱頭痛有寒濕頭痛有感冒頭痛有痰厥頭痛有中酒頭痛有偏正頭痛有厥逆頭痛有真頭痛有火熱頭痛又有傷

寒頭痛者之不同夫六經頭痛多挾外邪當隨經以明之其太陽經頭痛在後陽明經頭痛在前少陽經頭痛在側厥陰經頭痛在巓頂以此推之各有所主也至於內傷頭痛則不得以三陽爲拘內經厥病篇論云凡足六經及手少陰少陽皆有之此三陽三陰內傷外感之異也何以太陽經頭痛在後者其脉起於目內眥睛明穴從頭下後項連風府行身之背終於足小指至陰穴也其證抽掣惡風多汗脉浮而緩經云風生於春氣行肝俞病在頸項令人頭痛亦有受寒而痛者其證惡寒無汗或身疼脉緊經又云內有所犯大寒內主骨髓髓以腦爲主腦逆

故頭痛齒亦痛也若太陽寒水氣勝頭項腦户中亦痛矣陽明之在前痛者其脉起於鼻額絡於目循於面行身之前終於足大指次指也其證自汗身熱惡寒惡熱目疼鼻乾口渴頭痛脉浮緩而長也又有頭疼如錐連齒俱痛右關脉洪數者此胃經之火甚也少陽之在側痛者其脉起於目鋭眥瞳子窌上頭角絡耳中循胸脇行身之側終於足小指次指竅陰穴也其證往來寒熱左關脉弦細而痛或頭目赤腫連睛痛雖嚴寒猶喜風寒微來暖處或見烟火即作痛也經曰少陽司天熱氣怫於上頭痛又火淫所勝亦令人頭痛寒熱如瘧也太陰之經者其脉

始於足大指隱白穴上行之腹絡於咽連舌本循身之前也痰則脉滑體重頭痛或連腹痛也受濕則頭重而痛遇天陰尤甚時或眩面黄經云濕淫所勝腰脊頭痛時眩又云太陰之復頭項重痛掉瘈尤甚如濕熱之氣而痛者頭重不能移自汗不能止其頭如火熱也如寒濕之氣而痛者首如裹面如蒙惡風惡寒拘急不仁斯因霧露之所中或山嵐之所冒也少陰之經者其脉始於足心湧泉穴上行貫脊循喉絡舌本下注心胸行身之前也其證上熱足寒氣逆不順頭目腫身半以下皆寒煩心經曰心煩頭痛病在膈中過在太陽少陰者也如痰厥痛者頭

眩眼黑氣短喘促心神煩悶手足厥冷其痰湧出也厥陰之經者其脉始於足大指大敦穴上環陰器抵小腹直上口唇以督脉會於項巔行身前之側也如厥逆頭痛者其證四肢厥冷面青嘔吐頭項俱痛或口吐痰沫皆因客寒犯腦伏留不去非大温之藥不能除也又有直頭痛者其脉無神而腦中劈劈痛心神煩亂為真頭痛也葢腦為髓海真氣之所聚卒不受邪受邪則旦發夕死夕發旦死藥難痊愈者何也根本已先絶故難治也又有痛青之骨節脉微弱虚濡者屬氣血兩虧必丹田竭而髓海空亦難調治也又有年高氣弱清氣不能上升發汗則痛

益甚屬氣衰之病也又有傷風頭痛者鼻塞身重自汗惡風也又有風熱頭痛者風火上攻頭目甚痛亦有痛連齒鼻也又有心火熱盛而痛者自耳前後痛連耳內發則心煩口渴也又有因怒而得頭痛者怒甚則傷肝肝傷則氣乃上升沖於腦則痛也又有邪從外入令人振寒頭痛寒熱往來此爲傷寒頭痛也又有頭痛耳鳴九竅不利腸胃之所生也人必倦怠氣短懶言昏悶少食惡風脉弦細而微或空大此因清陽氣損不能上榮爲內傷頭痛氣虛之重症也又有中酒頭痛者皆由飲過多有傷脾胃力不能勝是以酒性上行濕火隨之而作痛也又有腦

後痛者猶如扯痛跳動舉發無時此屬痰與火也又有頭皮痛者枕不能安手不可按此浮遊之火上行也又有頭風偏於左右者足少陽經之部位也如痛久不已令人喪目左邊痛者屬風以血也右邊痛者屬痰以氣也左右俱痛者屬氣血皆病也又有眉稜骨痛者屬痰以風熱也又有眼眶痛者屬肝血虛也又有雷頭風者頭痛而起核或塊也或如雷聲爲風邪所客風動則作聲也又有大頭痛者多由疫癘傳染初覺憎寒體重次傳面目腫盛目不能開上喘咽喉不利舌乾口燥俗云天行大頭病也又有肝經停滯痰飲而爲頭痛者晝靜夜劇甚致眼不

可開亦皆痰之所致也丹溪曰頭疼多至於痰痛甚者多火有可吐可下之方玉機微義云凡頭痛者當以風藥治之蓋高巔之上惟風可到故用味之薄者乃陰中之陽自地升天者也何也譬如頭痛者木也風者温也治當以辛涼取其秋尅春之意也慎不可耑以風治而專用風藥偏以火治而槩投寒涼如若寒重用非惟不能上行亦且有傷脾胃致令氣滯而不行其痛尤甚偏以風藥則香燥動火而反生痰症其痛更重必須輕陽降火開痰順氣之劑少兼風藥如氣虚則兼補其氣如血衰則兼行其血而痛自止也

頭痛辨案

有人頭中劈劈痛連腦雙目紅赤如破裂者脉皆短促此謂真正頭痛也此病一時暴發法在不救蓋邪入腦髓而不得出也雖然邪在腦不比邪犯心與犯五臟也苟治之得法亦有生者今傳一奇方以治其腦名為救腦湯川芎五錢當歸五錢辛夷花頭二錢蔓荊子二錢北細辛一錢水煎服一劑而痛即止此方用細辛蔓荊治頭痛之藥也然不能直入於腦得辛夷之導引則入之矣但三味皆耗氣之味同川芎用之雖亦得愈然而過於辛散邪氣散而真氣亦散矣故又加入當歸之補氣補血則

氣行血和周通於一身邪自不能獨留於腦髓矣

有人頭痛如破走來走去無一定之位脉緩而滞滑此飲酒之後當空而卧外邪乗酒氣之出入而中之也酒氣既散而邪留於太陽之經太陽本上於頭而頭為諸陽之首酒乃濕熱之氣性喜上行風亦喜上升三邪以正氣相戰故往來於經絡之間而作痛也病既得之於酒治法似宜兼治其酒不知用解酒之藥必致轉耗真氣而頭痛愈不能効不若直治其風風必燥濕又宜治痰痰去正氣自行其痛可止止後再理其酒而兼助脾胃之真氣正亦不傷建功又速也方用救苦丹川芎三錢白芥子

三錢白芷二錢北細辛一錢水煎服一劑而痛止不必第二劑也隨服補中益氣湯嫩黃芪蜜炙三錢白朮炒三錢當歸三錢廣陳皮一錢人參五分柴胡五分升麻五分神麴炒一錢麥冬二錢葛花一錢白茯苓二錢半夏製一錢水煎服五劑酒積盡除而脾胃亦旺也前方用川芎最止頭痛非用細辛則不能直上於巔頂非用白芷白芥子則不能盡解其邪氣以痰涎雖如藁本他藥未嘗不可止痛然而大傷元氣終遜川芎散中有補之爲得也

頭痛

有人頭疼不十分重遇勞遇寒遇熱皆發倘加色慾則頭岑岑而

欲卧矣診兩尺脉微弱關沉細軟也此乃少年之時不慎酒色又加氣惱而得之也人皆以頭痛之藥治之而不愈者何故蓋色慾過度則傷腎水腎傷無水以潤肝則肝木之氣燥復加惱怒氣更上升龍雷之火亦隨氣而上升於巔頂故痛而且暈也治法宜大補其腎中之水而少益以補火之品使水足以制火而火可歸源自然下引而入於腎宮火有水養則龍雷之火安居於腎宮不再上升而爲頭痛也方用八味地黃湯加減治之原熟地四錢川芎三錢山茱萸二錢懷山藥二錢白茯苓一錢五分牡丹皮一錢五分建澤瀉一錢五分肉桂五分水煎服一

劑而頭痛輕十劑而頭不痛然後去川芎加白芍藥當歸再服二十劑永不再發矣蓋六味地黃湯為補水之聖藥復加肉桂為引火歸經之神品更用川芎上行頭角下行血海治頭痛之靈丹合而用之所以奏功如响惟是頭痛用川芎以可引腎水上朝於巔頂獨不可入於腦髓乎況有肉桂之溫以助命門之火同氣相合使宿疾老邪盡行祛散而腎中之水火又復既濟何致有再冲上焦之患乎十劑之後不再用川芎者頭痛既痊不可再用以耗真氣故改用白芍當歸腎肝同治使木氣無乾燥之慮而龍雷之火永藏於腎宅尤善後之一法也

有人頭眩眼黑煩悶氣短頭痛難忍診左尺脉大而且滑重按無力每以治風治火治痰之藥杳無一應者何也蓋此症乃腎氣素虧血不養肝邪水泛爲痰升於巔頂則腦中劈劈痛而不可忍似乎真頭痛矣今再傳一仙方以備藥餌所未及之難症也治分内外之法始可袪除其痛也方用接涎定痛丹萆麻子四十九粒去殼研爛攤棉紙上用細牙筋一隻將萆麻捲筒抽去筋塞鼻孔中必有痰涎流出如左痛塞左右疼塞右左右皆痛塞兩鼻孔此爲外治也隨用大劑六味地黃湯原熟地八錢白茯苓六錢牡丹皮三錢建澤瀉三錢山茱萸四錢懷山藥四錢

水煎服一劑而痛止眩定再劑而煩悶除十劑而氣自不短目亦不黑矣蓋内外兩治之方妙在用蓽麻子外援其痰涎用六味湯内補其眞水使痰涎去而眞氣能行故腎水盛而足以制火火自歸源若腎水衰而不能制火火必上行邪水亦隨火而泛爲痰矣痰既不去阻其清道爲眩暈爲眼黑爲煩悶爲氣短爲頭痛難忍也或問痛在上焦宜乎用上焦之藥爲是而六味乃下焦之藥何以治下而上愈不知腦髓以腎水原自相通補腎而腎之氣由河車而直達於腦未嘗相格也故内經有云在上者因而越之正此之意也

有人患半邊頭風或痛在左或痛在右大約痛於左者爲多診闗脉沉滑百藥治之罔效人不知其故蓋此病得之欝氣不宣又加風邪襲於少陽之經遂致半邊頭痛也其症有時重有時輕遇順境則痛輕遇逆境則痛重遇拂抑之事而更遇風寒之天則大痛而不能出户痛至歲久則眼漸縮小十年之後必至壊目治法急宜解其肝胆之欝氣雖邪入於少陽之經似乎宜解其胆之邪而不必治肝也而不知胆以肝爲表裏治胆者必須治肝况欝氣先傷肝而後外邪乘胆肝舒而胆亦舒也方用救偏湯白芍藥四錢川芎三錢白芥子二錢香附製二錢郁李仁

二錢柴胡一錢甘草一錢白芷一錢水煎服毋論左右頭痛一劑即止痛二劑無有不痊者矣但不必多服夫川芎止頭痛者也同白芍用之尤能平肝之氣以生肝之血肝之血生而胆汁亦生而後郁李仁白芷自能上助川芎以散頭風矣益之柴胡香附以開鬱白芥子以消痰甘草以調和其滯氣則肝胆盡舒而風於何藏故頭痛頓除也惟是一二劑之後不可多用者頭痛既久不獨肝胆血虛而五臟六腑之陰陽盡虛也若单治肝胆以舒鬱未免銷鑠真陰邪雖出於腦髓之外未必不因勞因虛因感邪而復入卒難治也故用前方奏功之後必須改用補

氣補血之劑如氣虛用四君子湯加黄芪如血虛用四物湯加玉竹如氣血兩虛用八珍湯加黄芪玉竹多服調理自然勝稟閉密外邪焉能再犯清陽哉

有人遇春而頭痛晝夜不得休息昏悶之極惡風惡寒不喜飲食脉得微弱人以爲中傷風寒之故而不知非風非寒也内經云春氣者病在頭氣弱之人陽氣不能隨春氣而上升於頭則五臓六腑之精華亦不能統領以於首故頭痛而昏悶也凡有邪之在頭者以解表散邪則頭痛可愈今因氣微脉弱而不能上升是無表邪也無邪而發表則虛其虛矣陽氣既虛勢難外衛

故惡風惡寒氣弱而力難中消故憎飲食耳治法補其陽氣則清氣自升而濁氣自降内無所怯而外亦自固也方用黄芪蜜炙三錢白朮炒三錢白芍藥二錢人參二錢當歸二錢川芎二錢柴胡一錢蔓荆子一錢廣陳皮一錢炙甘草五分水煎服一劑而痛減再劑而痛止十劑病愈而飲食加也此方即補中益氣之變方也惟去升麻而留柴胡者以柴胡入肝提其木氣也木主春升木以應春氣使不陷於陰中自然清陽上升況參芪歸芍無非補肝補氣之品氣旺而上榮自能外衛雖有六淫之邪焉能再犯清陽哉

有人患頭痛雖暑天盛熱之時必以帕蒙其首而頭痛少止苟去其帕少受風寒其痛即發而不可忍陰陽之脉微而沉遲人以爲風寒已入於腦治者罔効誰知是氣血兩虛不能上榮於頭風寒乘之而然夫腦受風寒藥餌上治甚難若用祛風散寒之藥益傷氣血而頭愈痛古人有用生萊菔汁以灌鼻者因鼻竅通於腦萊菔汁善開竅而分清濁又可以豁痰涎故用之而可愈頭風然又不若佐以生薑自然汁爲更勝也蓋萊菔祛腦中之風痰是其所長而不能祛腦中之寒氣二物同用而併可祛風祛寒祛痰也其法用生萊菔汁十分之八生薑汁十分之二

和匀令病人口含涼水仰卧以二汁匙挑灌鼻中至不能忍而止必眼淚口涎痰齊出其痛立止也痛止後隨用八珍湯加黄芪玉竹甘菊花水煎服調理十數劑斷不再發况四物養肝以補血四君黄芪以補氣又益之以玉竹甘菊以散頭上之風而不耗真氣又善除頭風之妙品補中有散之神丹故治氣血兩虧而成頭痛者無出其右也

腹痛論

腹痛之證其因不一有小腹少腹之痛當逐經以明之東垣云腹中諸痛皆因勞力過甚飲食不節中氣不足或寒或熱之邪乘虛客入則血脉或澁或急而作痛內經論腹痛一十四條屬熱者止一條餘皆屬寒也素問云經脉流行不止環周不休寒氣入經而稽遲泣而不行客於脉外則血少客於脉中則氣不通故卒然而痛寒氣客於厥陰之脉厥陰之脉者絡陰器繫於肝寒氣客於脉中則血泣脉急故脇肋與少腹相引痛矣厥氣客於陰股寒氣上及少腹血泣在下相引故腹痛引陰股寒氣

客於五臟厥逆上泄陰氣竭陽氣未入故卒然痛死不知人氣復反則生矣寒氣客於腸胃厥逆上出故痛而嘔也寒氣客於小腸小腸不得成聚故後泄腹痛矣熱氣留於小腸腸中痛癉熱焦渴則堅乾不得出故痛而閉不通矣內經曰時痛時止者火也綿綿而作痛者寒也痛有常處不移動者瘀血也痛極欲大便者食也利而痛止者積也痛而身重不能轉移者濕也痛而昏塞不知人事者痰也痛而飲食得食少可者蟲也痛而嘔者寒傷脾也痛而利者寒傷胃也痛而不得大小便者寒傷腎與膀胱也臍下痛者名爲小腹痛此由陰寒之氣侵於至陰之

地而腹痛最甚喜熱手按之少可或面青白脉來沉遲而緊者此肝腎二經之寒也又有當臍痛者因食陰寒之物食不消化礙其任脉之道至臍中作痛蓋臍爲三陰之部故臍痛多陰然部位當分高下而治如中脘痛者太陰也臍腹痛者少陰也少腹痛者厥陰也或有忿怒鬱結不得發泄其脉沉滯痛在少腹也又有濕痰痛者其脉滑利痛時大小便不快丹溪曰濕痰多作腹痛蓋痰因氣滯而聚既聚則礙其道路而不得通故也又有盛夏感暑熱之氣而得腹痛者必口渴身熱脉數而虚或泄利並作者也又有實痛者腹堅不可按若按之其痛愈甚脉必

有力於初得之時元氣未虛必推蕩之此通因通用之法欲其病隨利減故也又有虛痛者雖痛不脹滿手按之其痛少緩脉必虛弱者也又有食積痛者在中脘左右作痛此形寒飲冷邪積於中其脉弦緊宜用溫劑消導之法切忌寒涼蓋食得寒則凝遇熱則化也又有腸癰痛者視之皮膚急按之濡如腫或遶臍生瘡者更宜下之又有積聚痛者或上下左右之分其由載在積聚論中詳明矣又有傷寒陰寒直中三陰之經而作腹疼者其症厥逆嘔吐瀉利脉沉遲或伏手足冷爪甲青者也又有疝氣入腹作痛者脉必弦長而沉其證亦載於疝氣論也又有

痧疹痛者其病尤六腑受熱怫鬱於陽明胃經火氣炎上肺金不能清肅而嗽咳不已週身如細瘡而無膿水隨起隨散腹中痛而不思食惟喜冷水鮮凉果品甚者發紅紫斑點脉必洪數此其候也又有上不能嘔吐下不能泄瀉四肢厥冷一時痛極者名曰絞腸痧一名爲乾霍亂也最爲危候急用鹽湯探吐可刺委中出血亦有得生者或有忽臍下大痛不止人中黑者必死凡一切危急腹痛之證面上忽見紅點者亦死之兆也凡治腹痛之證總在乎氣蓋食停則氣亦滯寒客則氣亦凝熱客則氣亦急治法當以理氣爲主食滯者兼乎消導寒滯者兼乎溫

中熱客者兼乎清凉痰阻者兼乎豁痰濕侵者兼乎利水若止因氣逆則但理氣病自愈矣然而猶未盡也亦有肝脾血弱不能榮養者每致腹痛其痛無增無減連綿不已喜得揉按者是也凡有積勞積損憂思不遂者多有之非此甘温養氣養血補胃和中不可也又有腎陽衰弱陰寒内搏亦能作痛外無形迹而喜得温熨者是也亦有飲酒爲樂繼於房勞真陽素弱肝腎皆虧致使清陽下陷於至陰之分榮衛之氣不能復歸於本經多作腹痛者亟宜温補元陽壯其氣血使陰寒消散其痛自止今人但知痛無補法以悞後世無窮之夭折也

腹痛辨案

有人腹痛欲死手按之而更甚脉多洪数此乃火痛也夫火痛雖是一言可了然其經絡烏可而不辨之也其症有胃火痛有脾火痛有肝火痛有大腸火痛有小腸火痛有膀胱火痛有腎火痛之不同蓋胃火痛者必汗而渴嘈雜口臭脾火痛者必走來走去無一定之處肝火痛者口酸欝悶而痛近毛際大腸火痛者後重大便閉結而肛門必乾燥小腸火痛者小便必閉澁如淋膀胱火痛者小便亦閉澁而若急腎火痛者則強陽不倒而面赤水竅澁痛也既知火症分明自然因症以治之定然不差

然而各立一方未免過於紛紜今有一方可以共治有火之腹痛方名導火湯生地黃五錢黑玄參三錢車前子二錢澤瀉二錢延胡索一錢五分生甘草一錢水煎服連用二劑而諸痛皆可愈也夫火之有餘水之不足也生地玄參滋其陰而陽火自降況又益之車前澤瀉之滑利火從膀胱而走又得延胡索生甘草以緩諸經之痛善能調和亦可導火解氣化有事爲無事倘知是胃火脉有力者加竹葉石羔脉無力者去石羔加金釵石斛麥門冬知是脾火而加知母白芍藥知是肝火而加柴胡白芍藥知是大腸火而加地榆黃芩麥冬知是小腸火而加川

黄連木通心氣素虛脉雖数而無力去黄連木通加牡丹皮麥門冬燈心知是膀胱火而加滑石茯苓黑山梔知是腎火而加塩水炒黄栢地骨皮黑料荳皮尤効之速也

有人終日腹痛洒淅畏寒喜熱手按之而寬快脉多沉緊歛冷則痛劇此寒痛也内經曰寒氣入於脉外則血液不得注於太陽經令人洒淅惡寒然而不比分別臓腑皆尤命門之火衰而寒邪留而不去也葢命門爲一身之主命門寒而五臓六腑皆寒矣故只宜温其命門之火爲主然命門之火不可獨補必須兼治脾胃火土相合而變化出焉又不可止治其土葢土之仇者

腹痛

肝木也命門助土而肝木乘之則脾胃之氣仍為肝制而不能發生必須制肝使木不尅土而後以火生之則脾胃之寒邪不能獨留而陽氣升騰濁陰頓銷則腸胃享安寧之樂矣方用加減六君子湯白朮炒五錢白茯苓三錢人參二錢白芍藥酒炒二錢半夏製一錢肉桂一錢甘草炙一錢白荳蔻五分生薑三片水煎服一劑而痛減再劑而痛盡除也方中用白朮人參無非助其脾胃之陽氣然加入白芍藥能平肝木之氣又益之以肉桂善能通血脉而溫命門之火則火壯而生土又得白荳蔻自煖其脾胃則寒邪不祛而自遁也

有人腹痛得食則减遇飢則甚面黄體瘦日加困頓脉乍数乍短或動或緩無一定之脉此腹内生蟲之痛耳夫蟲之生也必有其故或因飢食難化之物渴飲寒涼之湯以致濕食與熱久變爲蟲也若陰陽之氣旺蟲即生而亦不爲患或有隨生而即减安能久據於腹而作巢穴哉惟其陰陽之氣衰不能運化乎水穀而蟲乃生之而不去矣其蟲初食飲食之物後將飲血而不可止及至飲血而腹痛之病作矣然則治法烏可单治其蟲而不培其陰陽之氣血乎方用衛生驅蟲丹白朮炒五錢人參三錢當歸三錢史君子肉三錢檳榔一錢五分白微一錢五分萵

腹痛

根一錢甘草五分榧子肉十枚水煎服一劑而腹轉痛二劑而腹痛除矣初服藥後而反腹痛者拂蟲之意切戒飲茶水一飲茶水止可殺蟲之半而不能盡殺之也故禁半日則蟲盡從大便而出方中用白朮人參當歸者以升其陰陽之氣陰陽之氣升而蟲不能自安必蟲頭向上而覓食所住者盡是殺蟲之藥蟲何能久存哉倘一飲茶水則蟲得水而反以死中求活矣雖暫時安貼久則蟲漸生子其痛如故也

有人腹痛至急兩脇亦覺脹滿口苦作嘔吞酸欲瀉而又不可得關脉沉緊此氣痛也用寒藥治之不効熱藥亦不効消食豁痰

之藥亦不効補氣補血之劑亦不効誰知是肝氣鬱於脾土土畏木尅而陽氣無所舒泄復轉行於上而作嘔口苦吞酸鬱於本位則兩脇亦覺脹滿鬱於大腸與胃似欲瀉而不瀉彼此牽掣而痛無已時也治法必須疏肝氣之滯而又升騰脾胃之陽氣則土不畏木之侵凌而痛自止也方用加味逍遥散白芍藥炒五錢白茯苓三錢當歸身三錢白朮炒焦三錢柴胡一錢甘草一錢廣陳皮一錢沉香鎊五分青果三枚水煎服二劑而痛止再二劑而諸症盡除也蓋逍遥散善解鬱止痛況益之沉香順氣行滯有通天徹地之能更加廣陳皮青果調氣和中於肝

脾之間肝木既平土氣自統何愁腹痛之不止也前方加真川鬱金二錢建蘭葉三張更神

有人多食生冷燔炙之物堅硬難化之食存於腹內作痛手按之而痛愈甚惟足陽明脉弦長而有力此食積閉結於陽明而不得出有燥屎之故也治法宜先逐積化滯非下之不可夫人能食者胃陽之旺也能食而不能化者脾陰之衰也使陽旺陰足之人何物不能消化焉有停住胃腸之理必血液不能滋潤於胃腸以致陽火焚爍熬乾留食結為燥屎而不下矣及致燥屎不下則陰陽之氣不通變成腹痛而不可按矣必於滋陰之中

而佐以袪逐之味則陰不傷而食積又可也方用潤燥逐積丹
當歸五錢火麻仁二錢牡丹皮二錢生地黃五錢大黃二錢枳
實一錢甘草一錢松子肉三錢水煎服一劑而燥屎盡下腹痛
頓除也此方用大黃枳實以逐積蕩穢加入火麻仁松子仁以
通潤胃腸之燥又重用當歸生地以補血生陰故一劑而奏功
若神也

有人腹痛從右手指冷起漸上至頭如冷水澆灌由上而下腹乃
大痛既而遍身大熱熱退則痛止或食或不食或過於食而皆
痛也初則一年一發久則一月一發發久則旬日一發也其右

腹痛

闌與氣口脉微弱之極用四物湯加解鬱止痛之藥不應用四君子湯加消積之藥又不應用二陳湯加理氣消痰和中之藥復不應人以爲有瘀血存焉誰知是陽氣大虛乎蓋四肢爲諸陽之末而頭乃諸陽之會陽虛惡寒陰虛惡熱陽虛而陰來乘之則發寒陰虛而陽往乘之則發熱今指冷而上至於頭明是陽不能敵陰以失其健運而痛乃大作痛作而熱者寒極變熱也及其寒熱兩停陰陽俱衰兩不相爭故熱止而痛亦止也治法单補其陽陽旺則氣自盛氣盛則能生血氣血兩旺而陰陽調和又何致爭戰而作痛哉方用參橘湯治之人參一兩廣陳

皮二錢炙甘草一錢水煎服三劑而痛輕十劑而痛止矣夫人參爲君陳皮甘草爲使以引人參之固元陽大補神氣之妙法也仲景夫子云血虛氣弱以人參補之故用之而止痛也或曰四君子湯亦補氣之劑何以用之而不効益四君子湯分兩平等況有白朮茯苓羣藥以分人參之勢不能獨權不若用人參爲主功專而力大況前此兼用消導耗氣之藥是爲誅伐無過雖用人參止可救失何能去疾哉

腰痛論

素問曰太陽所致爲腰痛則頭項腰脊痛足太陽膀胱之脉所過遂出別下項循肩髆內挾脊抵腰中故爲病項如拔挾脊痛腰似折髀不可以曲是經氣虛則客邪乘之而痛病生焉其證有腎虛腰痛有勞役傷腎腰痛有閃挫痛瘀血痛氣滯痛痰注痛風邪痛濕氣痛寒冷痛蓄熱痛當推六經以明之內經曰足太陽脉令人腰痛引項脊尻背如重狀少陽令人腰痛如以針刺其皮中循循然不可以俛仰不可以顧陽明令人腰痛不可以顧顧如有見者善悲足少陰令人腰痛痛引脊內廉厥陰之

脉令人腰痛腰中如張弓弩弦太陰散脉腰痛腰下如有横木居其中甚則遺溲此屬六經之分别也如房勞乏力而腰痛者尺脉必大按之無力轉側不能嗜臥痠痛之不已者此腎虚也經又曰腰者腎之腑轉腰不能腎將憊矣知命者可不預為之謹養哉又有日輕夜重動揺不能轉側若錐刀之刺大便黑小便黄赤脉必濇此因瘀血所滯其名為瀝血腰痛也又有卧不能轉身雖行腰重痛無力遇天陰轉甚如坐水中脉必帶緩此濕傷腎氣也又有四肢怠惰足寒逆冷腰間如氷洒淅拘急得熱則減遇寒則增其脉必緊此寒傷腎氣也又有自汗發熱

腰脚沉重脉数而濡者此濕熱之腰痛也又有口渴便閉小便火赤脉必洪数此蓄熱已久而爲腰痛也又有欝結不散留於太陽之經則血不能通行於腰中而作痛者脉必沉此氣欝之腰痛也又有舉身不能俯仰動揺難以轉移脉不流利此閃肭之腰痛也又有勞役奔馳動揺不能轉側有若脱節脉大而無力此氣虚之腰痛也又有皮肉青白有形作痛脉必滑利此痰注而腰痛也又有發熱悪風无形作痛或左或右痛無常處牽引兩足脉浮有力此風邪之腰痛也更有失志傷腎暴怒傷肝憂思傷脾皆能致腰痛以肝腎同系於脾胃故虚羸不足面目

黎黑遠行久立力不能盡失志所爲也氣逆不順腹急脇脹目視眈眈所祈不得意淫於外宗筋弛縱及爲白淫暴怒所爲也肌肉濡漬痺而不仁飲食不化腸胃脹滿閉墜腰脇憂思所爲此屬内因也又有腎著腰痛腰中其冷如氷飲食照常不減小便自利身重不渴作勞汗出衣裹冷濕久久得之臀腰傴僂腫因季脇痛或因墜墮跌撲惡血流滯及房勞疲力耗竭精氣致令腰痛者此屬不内外因也大抵腰痛之症因於房勞而傷腎者十之六七負重勞損腎氣者十無三四因於六淫相感而得腰痛者亦間有之因於閃肭挫氣者雖有亦不多務在治者臨

症之時當細辨之葢腎受邪則邪勝而陰虛血液不能榮養乎腰故作痛也宜以保養絕慾使精實而髓滿血流而氣通自無腰痛之患設若膏粱傷於酒色腎虛而不戒氣虛而不補致令精竭水枯腎氣必熱腎氣熱則腰脊痛不能舉久則腰脚沉重而成骨痿者此也故內傷所治之論補腎爲先清痰理氣次之行血清熱又次之若有表邪而涉內虛者治邪之中又當顧其虛若內旣大虛而挾微邪者但當補正爲主正盛則邪自退也至於負重傷損瘀血積而不行閃肭挫氣凝滯着而成病者又當以破血調氣使其氣行血流補正在後也故病有虛實藥

要旨

有先後而用之不可拘於一也

腰痛辨案

有人兩腰重痛如帶五千文不能俯仰者此病因房勞力役又感風濕而成傷腎之症診兩尺脉大而緩治須補腎矣然有補腎而腰愈痛者其故何也蓋腰者腎之腑也但腎氣之相通者尤腰臍而通於氣海關元然腰臍之氣未通而徒補其腎則風濕留於腎之腑而不得出故也治法宜先利其腰臍之氣以袪風利濕而後大補其腎中之水火則腰輕而可以俯仰矣方用通臍輕腰湯白朮炒焦五錢薏苡仁炒五錢白茯苓四錢防己一

錢水煎服連進二劑而腰痛輕矣此方惟利濕而不補腎單通腰臍之氣所以腰痛輕也然不可多服者以腎宜補而不宜瀉防已多用必至過洩腎邪腎已無邪可祛而反損正氣故宜用補腎之藥而前方不可再進矣另用四仁湯南杜仲炒一兩白朮炒焦五錢山茱萸四錢白茯苓四錢水煎服十劑而腰痛盡除也此方補腎中之水火而仍利其腰臍者腎氣所通之路則俯仰之間無非至適也又方用朮桂坎氣丹亦効白朮炒焦二兩肉桂五分白茯苓塊一兩坎氣一條洗淨焙燥研末沖服三劑全愈保養不再發

有人動則腰痛自覺其中空虛腰軟疲弱而無着兩尺脉微弱之極此腎虛腰痛也夫腎分水火未可以虛字一言可了內經謂諸痛皆屬於火獨腎虛腰痛非火也惟其無火所以痛耳治法似宜单補腎中之火然而火非水不濟若徒補火而不補水為孤陽不長若偏於補水而不補火為獨陰不生必須於補火之中而兼補水水火既濟腎氣充足而腰痛自除此即貞下起元之意也八味地黄湯加減以濟其水火之缺耳用原熟地一兩山茱萸五錢懷山藥五錢南杜仲鹽水拌炒五錢白茯苓四錢牡丹皮四錢建澤瀉四錢肉桂一錢白朮炒焦五錢水煎服四

劑而痛輕可動十劑而愈腰亦不知其空矣年高真火衰者再加製附子破故帋胡桃肉神効此方用熟地山茰味厚而質潤味厚則能養陰質潤則能壯水故能滋少陰而壯坎中之水肉桂味厚而辛熱味厚則能入陰辛熱則能益火故能入少陰而益命門之火水欲實則山藥茯苓之甘淡可以滲而制之火欲實則澤瀉丹皮之醎酸可以引而瀉之又益之白术杜仲同肉桂以利腰臍而通血脉善止腰痛之捷法也又方用麋茸丸大妙麋茸燎去毛酥炙一兩兎絲子淘淨一兩舶上茴香五錢右爲細末以胡桃肉一两同羊腎二對用陳三白酒浸煮爛去膜

胡桃先研如泥同藥末和丸如桐子大火焙乾每服五六十丸
温酒送下治腎虚腰痛之聖方也此丸可加南杜仲三兩青塩
一錢同羊腎煮爛候乾濾去渣照前法爲丸更神又方治老人
虚弱腎傷腰痛不可屈伸凡在腎虧元陽之火衰憊並宜服之
方名補髓丹南杜仲炒十兩破故紙十兩用黑芝蔴五兩明没
藥去油一兩鹿茸燎去毛酥炙一兩右爲細末惟芝蔴同藥末
後研細用不可磨用紫皮胡桃肉三十個滚湯浸去皮杵爲膏
入麵少許煮糊爲丸如梧桐子大每服五錢温酒送下如不用
酒者塩湯亦可

有人腰痛日重夜輕小水艱澁飲食照常尺脉緩而濡人以爲腎經之虛誰知是膀胱之水閉乎膀胱爲腎之腑邪盛則水不能化而水反轉入於少陰之經則氣被水阻故痛重於陽分也然則水邪雖犯腎陰而病終在太陽而不在少陰若不治膀胱而惟治腎陰徒用填精補陰之藥適足以增其陰邪之盛致水濕不流而更犯於腎宮則腰痛之患何能痊乎方用白术薏仁湯

白术炒焦五錢薏苡仁炒四錢白茯苓五錢大車前子三錢建澤瀉二錢肉桂三分水煎服一劑而膀胱之水大泄二劑而腰痛頓解也夫車前茯苓澤瀉以利膀胱之水薏苡仁白术以利

腰臍之氣則膀胱以腎氣內外相通又得肉桂之引經尤易領腎氣而外達於小腸從陰竅而盡洩腰既無邪腎氣自行何痛之有哉又方腎着湯治腎虛久坐水濕小便不利腰中冷痛甚妙白茯苓五錢白朮炒焦五錢杜仲炒五錢牛膝三錢大車前子三錢製附子五分乾薑三分甘草稍炙五分水煎服三劑小便大利腰中之冷痛盡除也

有人大病之後腰痛如折久而成爲傴僂脉皆緩弱之極此乃濕氣入於腎宮悞服補腎之藥而成此患也夫腰痛明是腎虛補腎正其所宜何以用補腎填精之藥不受其益而反受其損乎

不知病有不同藥有各異大病之後腰痛如折者乃脾經之濕氣欠利流散於腎之腑而爲腰痛非眞腎虛也旣是脾經之濕當以分利其濕而乃用熟地山茱酸歛滋潤之藥雖非尅削之味而濕以加濕正其所惡治者不悟而以爲補腎之藥尚少用之也益多加其分兩則更助其濕腰骨河車之路竟成泛濫之鄉矣欲其不成傴僂者不可得也方用壯士起傴湯白朮土炒焦二兩薏苡仁炒二兩嫩黃芪蜜炙一兩白茯苓塊一兩防風三分製附子三分水煎服日用一劑服一月而腰輕服二月而腰可伸服三月而全愈矣此方萬不可疑其藥劑之大而少減

其品味宜久服自能利濕健脾亦可尅水而又不耗真氣氣旺則水濕難留於腎宮况加防風附子於芪术之中有鬼神不測之機相畏而相使建功實奇也又方去附子加肉桂一錢防已一錢更神

有人跌打閃挫以致不能起牀狀似傴僂尺脉甚濇人以爲瘀血阻滯而腰痛也而不可作腰痛治然腰已折矣其痛自甚何可不作腰痛治哉或謂腰折而使之接續其中必有瘀血在内宜於補腎補血之中而少加逐瘀活血之藥似未可止補其腎也而不知不然夫腎有補而無瀉加逐瘀之味必轉傷腎臟矣折

腰之痛內傷腎臟而非外傷陰血活血之藥未必見効矣而必須獨補腎也惟是補腎之劑小用不能成功耳方用續腰湯原熟地一觔切片白术半觔炒焦胡桃肉十個水煎酒送連服數劑而腰不痛矣夫熟地原能接骨不止補腎之功白术善通腰臍之氣氣通則接續更易但必須多服爲妙耳又方治打墜腰痛名乳香趁痛散麒麟竭赤芍當歸自然銅醋煆七次沒藥去油防風白附子炮蒼茸子微炒肉桂白芷骨碎補去毛炒各三兩懷牛膝天麻檳榔五加皮川羌活各一兩敗龜板酒炙黃虎脛骨酒炙黃各二兩全蝎焙燥一兩的乳香去油三兩地鱉蟲

活而大者醋浸新瓦上焙燥三兩右爲細末每服一錢陳酒調服善能接骨去傷之妙方也其散磁餅藏好勿令泄氣

有人露宿於星月之下感犯寒濕之氣腰痛不能轉側脉濡而緊人以爲血凝於太陽經而爲腰痛也誰知是邪入於骨髓之内乎夫腰乃腎堂爲至陰之宫也霜露寒濕之氣乃至陰之邪也以至陰之邪而入至陰之絡故搐急而作痛惟是至陰之邪易入而難散蓋腎宜補而不宜瀉散至陰之邪必瀉至陰之真氣矣然而得其法亦正無難也方用驅陰利腰湯白术炒焦一兩南杜仲炒五錢巴戟天三錢茅山蒼术去毛炒三錢肉桂一錢

製附子一錢防已五分川羌活五分桃仁五粒水煎服一劑而痛輕再劑而痛止也此方以白朮爲君者善能利濕而又通腰臍之氣得杜仲巴戟天之相佐則攻中有補而腎氣無虧且益之附子肉桂之威而且猛能以勇往直入於骨髓之內而驅逐其陰寒蒼朮防已以消其水濕更使羌活以散其滯氣雖瀉腎中之邪而實補腎之功建也至陰之邪既去而至陰之真無傷故能止痛如神耳